DIÄTETIK BEI CHIRURGISCHEN ERKRANKUNGEN

KURZGEFASSTE THEORETISCHE UND PRAKTISCHE ANLEITUNG ZUR ERNÄHRUNG CHIRURGISCH KRANKER

VON

DR. F. W. LAPP UND DR. H. NEUFFER

KRANKENHAUS DER STADT WIEN

MIT 7 ABBILDUNGEN

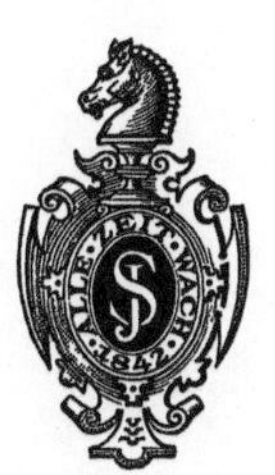

WIEN UND BERLIN
VERLAG VON JULIUS SPRINGER
1932

ISBN-13:978-3-7091-9644-1 e-ISBN-13:978-3-7091-9891-9
DOI: 10.1007/978-3-7091-9891-9

HERRN

GEHEIMRAT PROFESSOR DR.

C. VON NOORDEN

ZUM 50. DOKTORJUBILÄUM

28. XII. 1931

IN DANKBARKEIT ZUGEEIGNET.

DIE VERFASSER

Geleitwort.

Die Herren Verfasser des vorliegenden Buches ersuchten mich, zu demselben ein Vorwort zu schreiben, ein Wunsch, den ich gern erfülle.

Ich habe schon vor langer Zeit, mit besonderem Nachdruck in den letzten Jahren, darauf hingewiesen, wie überaus wichtig es wäre, die Lehre und die Erfahrungen der diätetischen Wissenschaft und Kunst durch innige gemeinsame Arbeit der inneren Medizin mit anderen Sonderfächern zu bereichern und, sowohl praktisch wie theoretisch, weiter zu entwickeln. Daß Jahrzehnte hindurch jedes Sonderfach eine eigene diätetische Methodik ausbildete, war eher ein Hemmschuh als eine Förderung. Als Beispiel brauche ich nur hinzuweisen auf die vielgestaltigen und widerspruchsvollen Diätformen der Dermatologen.

Nachdem in den letzten Jahren die Chirurgie starken Maßes, unter Vortritt von F. SAUERBRUCH und A. HERMANNSDORFFER, der Diätetik eine hervorragende Stellung in ihren Heilverfahren eingeräumt hatte, war es mir eine besondere Freude, daß sich im Krankenhause der Stadt Wien die Gelegenheit fand, in großzügiger Weise eine gemeinsame Arbeit meiner „Abteilung für Stoffwechsel- und Ernährungsstörungen und für diätetische Heilmethoden" mit anderen Fachabteilungen zu ermöglichen. Dies zur Auswirkung zu bringen, war nicht nur mein Wunsch, sondern lag auch im Geiste der Bestrebungen, welche die Stadt Wien auf die Anregung des Stadtrates Herrn Professor Dr. J. TANDLER bei Gründung einer besonderen Stoffwechselabteilung ins Auge gefaßt hatte.

Am innigsten wurde die Gemeinsamkeit der Arbeit mit der chirurgischen Abteilung des Krankenhauses, als Herr Dozent Dr. L. SCHÖNBAUER deren Leitung übernahm. Nachdem einige kleinere Arbeiten über Einzelfragen die Innigkeit des Zusammenarbeitens bereits bekundet hatten, ist dieses Buch, das sich an die breite Masse der Ärzte wendet, ein weiteres beredtes Zeugnis dafür.

Ich bin überzeugt, daß die Herren Verfasser Dr. LAPP und Dr. NEUFFER mit diesem Buch sowohl der Diätetik wie der Chirurgie einen großer Dienst geleistet haben.

Wien, Januar 1932.

Professor Dr. C. VON NOORDEN
Stoffwechselabteilung des Krankenhauses der Stadt Wien

Geleitwort.

Noch als Assistent der Klinik von Eiselsberg hörte ich oft aus dem Munde meines hochverehrten Chefs den Hinweis auf die Notwendigkeit einer diätetischen Behandlung des chirurgischen Patienten vor und nach der Operation. Bei seinen Vorlesungen und klinischen Visiten hat Eiselsberg gerade diesem Zweig der chirurgischen Behandlung stets die größte Aufmerksamkeit geschenkt. Hat er doch bekanntlich eine genaue, noch heute in Anwendung stehende Kostverordnung für die Jejunostomie ausgearbeitet.

Als ich daher im Februar 1930 die chirurgische Abteilung des Krankenhauses der Stadt Wien übernahm und dort die von Geheimrat Professor Dr. C. von Noorden geleitete Stoffwechselabteilung vorfand, konnte ich dem Wunsche meines verehrten Lehrers um so eher Rechnung tragen, als mein 1. Assistent Dr. H. Neuffer sich mit größtem Eifer in den Dienst dieser Sache stellte und in Herrn Kollegen Dr. Lapp einen ebenso erfahrenen wie stets bereiten Mitarbeiter fand.

Das Ergebnis dieser fast zweijährigen Zusammenarbeit ist das vorliegende Buch, dem ich besten Erfolg und weiteste Verbreitung wünsche.

Wien, Januar 1932.

Dozent Dr. **L. Schönbauer**

Chirurgische Abteilung des Krankenhauses der Stadt Wien

Vorwort.

Das kleine Buch ist in der Praxis des Krankenhauses entstanden und will auch nur der Praxis dienen, um den Arzt über Aufgaben und Ziele der Diätetik bei chirurgisch Kranken zu unterrichten.

Die Einteilung ist so beschaffen, daß sich der Leser rasch über die notwendigen Maßnahmen für den Einzelfall unterrichten kann; andererseits ist das Buch nicht so lang, daß wir den Leser nicht bitten dürften, den Text auch im Zusammenhang zu lesen. Das Buch gliedert sich in folgende Abschnitte:

Der *I. Teil* des Buches behandelt die theoretischen Grundlagen für die Diätetik bei chirurgischen Erkrankungen.

Die *tabellarische Übersicht* bringt ein alphabetisches Krankheitsverzeichnis und diätetische Indikationen bei einzelnen chirurgischen Erkrankungen mit Hinweis auf Beispiele und praktische Durchführung. Anhang: Diätetisch-medikamentös praktische Winke.

Der *II. Teil* des Buches begründet die praktische Durchführung an Hand einzelner chirurgischer Krankheitsgruppen, soweit nur sie allein diätetisches Handeln verlangen. Außerdem wird diätetische Behandlung komplizierender interner Erkrankungen in Grundzügen besprochen.

Der *III. Teil* des Buches bringt Grundregeln für den Kostaufbau und dessen praktische Durchführung an Hand ausgewählter Rezepte.

Alle drei Teile sind für den Arzt bestimmt, auch in den Abschnitt über küchentechnische Anordnungen soll der Arzt Einsicht nehmen, will er nicht bei eigenen diätetischen Verordnungen dem Patienten ratlos gegenüberstehen.

Da nur aus der Praxis berichtet wird, verzichten wir bewußt auf Literaturangaben, die sich zum größten Teil aus den Schulen C. von Noordens, hinsichtlich der diätetischen Maßnahmen, und A. von Eiselsbergs, hinsichtlich der chirurgischen Methoden, zusammenstellen würden. Die praktische Diätetik macht es überflüssig, sich mit den verschiedenen wissenschaftlichen Anschauungen auseinanderzusetzen, andererseits mußten wir den eigenen Standpunkt darlegen, um unser Vorgehen zu begründen. Als Ziel schwebte uns vor Augen, die Kenntnisse und Erfahrungen, die uns durch unsere Lehrer übermittelt worden sind, in dauernd gemeinsamer Arbeit zu verwerten und das Ergebnis dieser Zusammenarbeit einem größeren Leserkreis als praktischen Ratgeber an die Hand zu geben.

Daß wir dieses Vorhaben ausführen konnten, verdanken wir der weitgehenden Unterstützung unserer Chefs.

Wien, Januar 1932.

Dr. **F. W. Lapp**
Stoffwechselabteilung

Dr. **H. Neuffer**
Chirurgische Abteilung

Inhaltsverzeichnis.

I. Theoretische Grundlagen der Diätetik bei chirurgischen Erkrankungen.

1. Einleitung.

Die *Diätetik* hat allgemein anerkannte Bedeutung erlangt, ausgehend von dem eng begrenzten Gebiet der klassischen Stoffwechselerkrankungen. Aber wie der Begriff „Stoffwechselerkrankung" heutzutage weit über den ursprünglichen Kreis von Gicht, Fettsucht und Diabetes hinausgeht, hat auch diätetisches Vorgehen bei fast allen Krankheitszuständen Geltung errungen. Zunächst wurde es angewandt in verschiedenen Sonderfächern der internen Medizin, wo es seit langem zum unentbehrlichen Rüstzeug des Internisten gehört. *Praktische Erfahrung* lehrte bestimmte diätetische Auswirkungen erkennen, die sich von einem Krankheitsgebiet auch auf andere übertragen ließen. Zumeist waren es bei der Diätetik nur *Erfahrungstatsachen*, die allgemein gültige Grundsätze schufen. Deshalb ließ die Anerkennung der Diätetik als gleichwertiges Hilfsmittel im Kampf gegen die Krankheit länger auf sich warten als andere *theoretisch gut begründete Heilmaßnahmen*. „Praktische Erfahrung", abhängig von subjektiver Beobachtung und an Einzelpersönlichkeit gebundene Kenntnis erschweren ja allgemeine Anerkennung; zumal dann, wenn Praktiker versuchen, ihren tatsächlichen Erfolg mit unklarer oder offensichtlich anfechtbarer Theorie zu schmükken und zu erklären. Dies geschah vielfach; es mußte verstimmend und abstoßend wirken. Dazu kommt, daß nur zu oft wahrhaft gute Kostvorschriften allzu schematisch gefaßt und befolgt wurden, mehr einem Krankheitsnamen als der Persönlichkeit des Kranken angepaßt. Trotz dieser Schwierigkeit faßte langsamen, aber sicheren Schrittes die *wissenschaftlich begründete Diätetik* festen Boden, nicht nur in der Therapie solcher Krankheiten, die dem Gebiete der inneren Medizin angehören, sondern sie hat auch darüber hinaus auf andere Fachgebiete übergegriffen. Dieser Fortschritt ist nicht zuletzt der Tatsache zu danken, daß wissenschaftliche Diätetik sich bewußt von „Modetorheiten" freigehalten hat und immer bestrebt war, die Fülle auftauchender Fragen theoretisch zu ergründen. Andererseits aber blieb diese Einstellung frei von reinem Spezialistentum, das mit Scheuklappen, nur eigene Erkenntnis betonend, anderen Fragen gegenüber blind ist. Nirgends ist es wichtiger, den Zusammenhang mit der Gesamtmedizin auf das sorgsamste zu wahren.

Denn die Diätetik wuchs sich aus zu einem mächtigen Hilfsmittel in der Bekämpfung von Erkrankungen aller Art.

So sehr man davor warnen muß, Diätetik als *Allheilmittel* zu betrachten, wozu übertreibende Propheten sie stempeln wollen, darf man ebenso heute verlangen, daß sie als gleichwertiges Therapeuticum neben der medikamentösen, chirurgischen, röntgenologischen, physikalischen und balneologischen Behandlung geachtet wird. So selbstverständlich man z. B. chirurgische mit medikamentöser oder Strahlenbehandlung kombiniert, hat man doch bis vor kurzem Diätetik in chirurgischem Arbeitsbereich nur dann herangezogen, wenn es sich um Behandlung nebenherlaufender, interner Erkrankungen handelte. Es sind im wesentlichen nicht neue „moderne Ernährungsgrundsätze", die heutzutage bei diätetischer Behandlung chirurgischer Erkrankungen Wertung erlangen, sondern vorwiegend solche diätetische Gesichtspunkte, die von anderen Krankheitsgruppen her längst bekannt sind. Die Anwendungsbreite diätetischer Maßnahmen in der Chirurgie darf sich heute nicht mehr auf die unmittelbare prä- und postoperative Zeitspanne beschränken. Vielmehr auch als Ganzes genommen, kann die Therapie bei chirurgischen Leiden wertvollen Nutzen daraus ziehen. Vor allem, und das ist längst anerkannt, soll die Diätetik auch dort eingreifen, wo konstitutionelle Zustände das Vorgehen des Chirurgen behindern. Fettsucht, „der Feind des Chirurgen", Diabetes, ein vom Chirurgen gefürchtetes Gespenst u. a. können diätetisch bis zur Unschädlichkeit beeinflußt werden. Entzündungsbereitschaft und Entzündung aller Art mit ihren Folgen können den Wundverlauf verzögern; hier kann Diätetik prophylaktisch und therapeutisch eingreifen. So können Wundflächen für Plastiken „transplantationsreif" gemacht, Stauungsödeme nach Mammaamputation, kollaterales Ödem bei Frakturen und vieles andere diätetisch beseitigt werden.

Des weiteren muß Ernährung unmittelbar *vor und nach Operationen* sachgemäß durchgeführt werden. Dabei handelt es sich nicht nur um solche Operationen, die direkt oder indirekt den Verdauungstrakt angreifen, sondern grundsätzlich um jeden größeren operativen Eingriff.

Die *unterstützende Wirkung* der Diätetik zwecks Erzielung schnelleren und vor allem sicheren Gesamterfolges steht für den Chirurgen einstweilen weitaus im Vordergrund. Aber darüber hinaus haben wir schon seit langem gelernt, daß gar manche chirurgische Krankheiten in so enger Verbindung mit der gesamten Stoffwechsel- und Ernährungslage stehen, daß ihr Verlauf und ihre Gefahren von letzterer entscheidend mitbestimmt werden, und daß mittels diätetischer Maßnahmen die ganze Lage nicht nur überraschend günstig gebessert wird, sondern daß sich solche Maßnahmen oftmals auch *operationsverhütend* und *heilend* auf das chirurgische Leiden auswirken können.

Altbekannt ist dies bei Stoffwechselkrankheiten im engeren Sinne des Wortes, wie Diabetes mellitus, Fettsucht und Gicht. Daß weit darüber hinaus aber vor allem zahlreiche entzündliche Krankheiten, die früher vorwiegend operativem Eingriff unterstanden, durch rein diätetische Maßnahmen teils überwunden, teils in eine für operatives Vorgehen günstigere Form überführt werden können, ist eine Erkenntnis der Neuzeit.

Der Chirurg ist jetzt nicht minder als der Internist verpflichtet, diätotherapeutisch denken und handeln zu lernen. Es liegt an der bisherigen Vorbildung nicht nur der Chirurgen, sondern auch der internistischen Fachärzte und der praktischen Allgemeinärzte, daß dem noch außerordentliche Schwierigkeiten entgegenstehen. Weitaus die meisten Chirurgen müssen sich noch an bestimmte Kostrahmen halten, deren Programm sich an diesen oder jenen Namen knüpft, das aber trotz sinngemäßen Aufbaues sich keineswegs sicher den Erfordernissen der Einzelpersönlichkeit anschmiegt. Er ist wenig geneigt, von dem vorgeschriebenen starren Programm zugunsten des Einzelfalles abzuweichen, weil er mit Recht oder Unrecht fürchtet, damit dem Sinn des Programmes zuwider zu handeln. Auch für den Chirurgen gilt das Wort: Diätetisches Handeln (Vorschriften und Kochen) soll sich nicht gegen Krankheitsnamen richten, sondern hat nur Sinn und maximale Wirkkraft, wenn es auf den Einzelkranken als ganze Persönlichkeit eingestellt ist, ebenso wie der Chirurg jegliche Operation, auch sog. typische Operationsmethoden, von Fall zu Fall zweckentsprechend abändert.

Die Diätetik birgt für die Chirurgie zahlreiche bisher unausgenützte Möglichkeiten. Sie nimmt im Heilplan des Chirurgen eine ebenso berechtigte Stellung ein wie alle anderen Hilfsmittel aus der gesamten Medizin.

2. Nährstoffe und ihre Ausnützung.

Will man die Anwendungsmöglichkeit diätetischen Vorgehens bei chirurgisch Kranken ermessen und abgrenzen, so muß man sich auch hier, wie überhaupt bei jeder Diätotherapie, über allgemeingültige diätetische Grundsätze klar sein. Dann wird man mit verhältnismäßig geringem Rüstzeug Diätetik rechtzeitig und sachgemäß anwenden.

Als Beispiel sei auf Ödeme hingewiesen. Hinsichtlich des diätetischen Vorgehens bleibt es sich schließlich gleich, ob Herz- oder Nierenleiden, akutes Hautexanthem, Augenerkrankung oder chirurgisches Leiden zur Ödembildung geführt hat. Bei allen Krankheitsgruppen wird das Vorliegen des Ödemes energische Entwässerung verlangen. Ist man sich über diesen Grundsatz klar, fällt es auch leicht, in der Kostauswahl dem Bedürfnis des Einzelfalles Rechnung zu tragen. Es gewährleistet deshalb die Kenntnis allgemeingültiger diätetischer Grundsätze sachgemäßes, aber nicht sklavisch dem Schema folgendes Handeln. Niemals soll man sich deshalb verleiten lassen, solche Grundsätze zu erstarrten Schemen auszubauen. Hauptaufgabe der Diätetik bleibt, will sie ihr erreichbares Optimum erzielen, das Grundprinzip in einer Weise durchzuführen, die Krankheitssymptome, Krankheitsverlauf und den Einzelkranken selbst günstig beeinflußt.

Voraussetzung für Auswahl und Zusammensetzung geeigneter Ernährung ist grundlegende Kenntnis über Verdauung der Nährstoffe (Ort und Schnelligkeit) und Zusammensetzung der Nahrungsmittel (eiweiß-, fett-, kohlenhydrat- und kochsalzreiche bzw. -arme Nahrungsmittel).

Bei vielen chirurgischen Kranken ist Anwendung normaler Durchschnittskost durchaus möglich, vorausgesetzt, daß sie für den Einzelfall *bekömmlich* ist. Das setzt normale Leistungsfähigkeit der Verdauungsorgane voraus. Solche Kost läßt sich dem Ernährungszustand jeweils anpassen, sei es, daß Gewichtszu- oder abnahme erstrebenswert ist.

Sehr oft sind auch „*leicht verdauliche*" Speisen erforderlich, die man für vorliegenden Zweck dahingehend kennzeichnen kann, daß sie in bezug auf Inhalt und Form der notwendigen Nahrung die schonungsbedürftigen Teile des Verdauungsapparates nicht mehr als mit dem erforderlichen Mindestmaß belasten. Wer aber darunter, wie so häufig, immer wieder nur Schleimsuppen, Kartoffel- und Gemüsebreie, Hühnerfleisch oder sonstiges gekochtes weißes Fleisch versteht, wird die breite Anwendungsmöglichkeit der diätetischen Kunst nie ausnützen.

Stets soll die Nahrung küchentechnisch bestmöglichst vorbereitet sein. Es kann möglich werden, derselben eine solche Form zu geben, daß den Verdauungsorganen nur ein Mindestmaß mechanischer, sekretorischer und resorptiver Arbeit zugemutet wird. Andere Male sind bestimmte Nährstoffe, z. B. Proteine, Fette, Kohlenhydrate, Alkohol, Gewürze, Kochsalz usw., auszuschalten, zu beschränken oder zu bevorzugen. Es kommt darauf an, welche Teile und Funktionen entlastet werden müssen bzw. belastet werden dürfen. Nur allzuoft wird übersehen, daß Schonungskost für die oberen Abschnitte des Verdauungsschlauches die Arbeit der tieferen Abschnitte erschwert und umgekehrt.

Durchmustert man unter diesen Gesichtspunkten die Nährstoffe, so ergibt sich folgende allgemeine Beurteilung für ihre Anwendungsmöglichkeit bei Ernährung chirurgisch Kranker.

Eiweißreiche Nahrungsmittel verlangen exakte Arbeit des Magens, beanspruchen ferner längere Verdauungszeit und führen gelegentlich im Stoffwechselgeschehen zu unerwünschten Reizzuständen.

Fettreiche Nahrungsmittel verlangen regelrechten Zufluß von Galle und Bauchspeichelsaft in den Darm, beanspruchen komplexe Verdauungstätigkeit des Darmsaftes und brauchen bis zu endgültiger

Energielieferung geraume Zeit. In Verbindung mit Eiweiß- und Kohlenhydratträgern verzögern sie die Entleerung des Magens.

Kohlenhydrate und Kohlenhydratträger treffen teilweise (Mehle!) schon in der Mundhöhle auf verdauende Kräfte, können auf vorbereitende Tätigkeit des Magens verzichten (mit Ausnahme des Rohmaterials), beanspruchen hauptsächlich Zufuhr wirksamen Pankreassaftes und liefern nach müheloser Resorption rasch verwertbare Energien. Gutes Kauen und Durchspeicheln der Kohlenhydratträger bedeuten starke Entlastung für die Arbeit des Magens und Darmes.

Oftmals werden in der Nährstoffauswahl *Kohlenhydrate* in der Ernährung chirurgisch Kranker *grundsätzlich zu bevorzugen* sein.

Vitaminzufuhr bei der Ernährung chirurgisch Kranker besonders zu berücksichtigen oder sogar zu betonen, ist überflüssig, wenn es sich nur um verhältnismäßig kurzfristige Ernährungsepochen handelt. Anders bei langfristiger Ernährung chirurgisch Kranker. Bei landesüblicher, abwechslungsreicher Vollkost, die für viele Insassen chirurgischer Kliniken zulässig ist, wird neuzeitlichen Grundsätzen entsprechend stets für genügende vitaminreiche Frischware (Milch, Eier, Fleisch, Salate, Obst usw.) gesorgt sein. Abseits dieser Kostform, die keineswegs für alle paßt, besteht aber immer die Gefahr der Eintönigkeit und Einseitigkeit, und die Gefahr der Vitaminarmut ist nicht ausgeschlossen. Höheren Maßes als bisher muß auf Ausstattung solcher Kostformen mit Rohmilch und vegetabilen Rohstoffen gedrungen werden, besonders bei Frakturen und verzögerter Callusbildung, ferner bei Erkrankungen im Kindesalter, bei denen ausreichende und unter Umständen genau dosierte Vitaminzufuhr notwendig erscheint, da Übermaß in der Zufuhr ebenso wie Entzug zu krankhaften Zuständen führen kann. Für den Chirurgen von Wichtigkeit ist vor allem das Krankheitsbild der Rachitis, des Skorbuts und der MOELLER-BARLOWschen Erkrankung, aber auch bei prä- und postoperativer Ernährung Magen- und Darmkranker und bei vielen anderen chirurgischen Leiden ist Rücksichtnahme auf den Vitamingehalt der Kost von starkem Belang.

3. Diätetische Grundsätze für Entwässerung.

Häufig ist Entwässerung allein oder als Vorbereitung für andere therapeutische Maßnahmen erstrebenswert. In der Regel wird und werde durch *kochsalzarme Kost* weitgehende Entwässerung bewirkt. Entzieht man nach vorausgehender normaler Kochsalzzufuhr plötzlich die gewohnheitsmäßige Kochsalzmenge, die in der Regel zwischen 10 und 20 g täglich zu liegen pflegt, so setzt eine aus *Anstieg der Harnmenge, schneller Gewichtsabnahme* und *rascher Rückbildung ödematöser Schwellungen* ersichtliche Entwässerung ein. Bei ungesalzener gemischter Kost bleiben dann höchstens noch 4—5 g Kochsalz als natürlicher

Bestandteil der Nahrungsmittel zurück. Manchmal genügt dieses Verfahren. Andere Male muß die Nahrung aus höchst kochsalzarmen Nahrungsmitteln zusammengesetzt werden, wodurch die Gesamtkochsalzzufuhr auf 2—3 g, ja sogar bis auf 1 g täglich herabgedrückt werden kann.

Wesentlich ist, daß bei dem Verfahren alles überschüssige, zu Wasserbindung zwingende Kochsalz den Geweben entzogen und aus dem Körper herausgeworfen wird. Dies erst bringt die Ödeme zum Verschwinden und hindert ihre Neubildung. Daher haben therapeutische Maßnahmen, die zwar Wasserverlust, aber nicht gleichzeitig wesentliche Kochsalzverarmung des Körpers herbeiführen, nur kurzen Augenblickserfolg; denn sie erzeugen durch die Wasserausscheidung sofort erhöhte Kochsalzkonzentration, die ihrerseits raschen Flüssigkeitsersatz verlangt. Wie ein Schwamm saugen die Gewebe aus Nahrung und Getränk wieder Wasser an. Diaphoretische Maßnahmen, wie Lichtbad, Schwitzkasten usw., sind daher wegen des kurz dauernden Erfolges zur Bekämpfung entzündlicher und kollateraler Ödeme weniger geeignet. Ein energisches Schwitzbad entfernt trotz erheblichen Flüssigkeitsverlustes nur 2 g Kochsalz aus dem Körper, während unter höchst kochsalzarmer Kost im Laufe eines Tages bis zu 15 g Kochsalz bei gleichzeitig stärkster Entwässerung mühelos ausgeschieden werden.

Im praktischen Vorgehen hat sich zum Zweck *schneller Entwässerung* bewährt, neben der *Kochsalzarmut* die Kost vorübergehend auch *calorisch unterwertig* und *arm an Eiweißträgern* zu gestalten und dabei auf reiche Kohlenhydratzufuhr Wert zu legen. Welchen Maßes und welcher Dauer die calorische Unterernährung sein muß und sein darf, ist von Fall zu Fall verschieden.

Auch *Fettarmut* bzw. völliger Ausschluß von Fetten begünstigt Wasserabgabe des Körpers, eine alte Erfahrung bei wirksamen Entfettungskuren jeglicher Art. Doch erfolgt diese Auswirkung nicht so schnell und so gleichmäßig, daß Einschränkung der Fettzufuhr und Entfettung des Körpers für den hier besprochenen Zweck unerläßlich ist. Man muß sich nach den Erfordernissen des Einzelfalles richten. Empfehlenswert ist der Verzicht auf Fette in Verbindung mit entwässernder Kochsalzentziehung bei antiphlogistischen Maßnahmen, notwendig bei Entfettungskuren (s. Abschnitt Entfettung). Am schnellsten und mit der größten Sicherheit durchgreifenden Erfolges gelangt man zu ausgiebiger Entwässerung, wenn man die Kost auf *kochsalzärmste Kohlenhydratträger* beschränkt.

Dies läßt sich natürlich nicht längere Zeit hindurch fortsetzen. Es ist auch nicht nötig, da oft schon nach 3 Tagen, selten später als nach 5 Tagen, das empfohlene Verfahren sich bis zum Maximum seiner entwässernden Kraft ausgewirkt hat. Manchmal ist es zweckmäßig, vom

3. Tage an die entwässernde Diurese durch Theozin oder Euphyllin zu unterstützen.

Nach Abschluß des auf maximale Wirkkraft eingestellten diätetischen Entwässerungsverfahrens müssen andere Nahrungsmittel herangezogen werden, für deren Auswahl und Menge die Lage des Einzelfalles maßgebend ist, die aber als Ganzes genommen kochsalzarm sein sollen, d. h. nicht mehr Kochsalzbeigabe erhalten, als zum Schmackhaftmachen der Kost nötig ist.

Es ist bei allen diätetischen Kuren vorteilhaft, eine Periode *gleichgerichteter Kost*, in die wir bei dieser Umstellung eintreten, durch Einschalten andersgerichteter Kost zu unterbrechen („Zickzackkost"). Besonders wichtig ist dies aber im Anschluß an ein Entwässerungsverfahren sowie auch bei allen diätetischen Maßnahmen, wobei Kochsalzbeschränkung von ausschlaggebender Bedeutung ist. Hier ist das angemessene Schaltstück ein wöchentlich ein- bis zweimal wiederkehrender, vollkommen kochsalzfreier und calorienärmster *Entwässerungstag* (E.-Tag), der maximale Kochsalzausscheidung und Entwässerung bringt, während die kochsalzarme, aber calorisch höherwertige Hauptkost möglichst, aber ohne solchen Schalttag niemals sicher, neuerliche Kochsalzstauung verhütet.

Darüber hinaus bewährt sich grundsätzlich das diätetische Zickzackverfahren dadurch, daß es, periodisch wiederkehrend, Entlastung für bisher belastete und Belastung für bisher entlastete Stoffwechselgebiete mit sich bringt. Wenn es sich auch nicht immer in angestrebtem Maße durchführen läßt, so erinnere man sich doch stets des diätetisch wichtigen Grundsatzes, daß Zickzackkurs der Kost und insbesondere das Einschalten andersgerichteter Einzeltage in abwechslungsreicher und mannigfaltiger Gestaltung geeignet ist, alle im intermediären Stoffwechsel vorhandenen Kräfte wechselweise zu betätigen und sich auswirken zu lassen.

Indikationen für Entwässerung. Die Entwässerung ist angezeigt, neben den altüblichen, auch von der Chirurgie stets beachteten internen Indikationen (Herz- und Nierenerkrankungen, Anämien und Kachexien) bei allen Zuständen, die zu Ödembildung neigen und damit chirurgische Erkrankungen komplizieren:

Fettsucht (oft latente Ödeme),

Ödembereitschaft bei unsachgemäßer Lebensweise (übermäßige Kochsalzzufuhr in der Ernährung),

Wasserretention bei Insulin,

Ödem als Symptom jeglicher Entzündung,

kollaterales Ödem (Fraktur),

Stauungsödem (Mammaamputation),

überreichliche Wundabsonderung (THIERSCHsche Plastik),

periartikuläres Ödem bei chronischen Gelenksprozessen usw.

Darüber hinaus gelte ganz allgemein die Forderung, bei verfügbarer Zeit *vor jeder größeren Operation Entwässerung durchzuführen.* Denn bei der üblichen Ernährungsweise, die viel Kochsalz, vielerlei Genußmittel und Würzstoffe verwendet, gibt es unendlich viel „Überwässerte", die überwässert sind, ohne es selbst zu wissen und ohne dem Arzt bestimmte Anhaltspunkte dafür zu bieten. Es kann vollkommenes Gesundheitsgefühl bei solchen Zuständen bestehen. Zum Beweise bringt bei solchen „Gesunden" ein einziger Tag ungesalzener Kost Gewichtssturz von 1 kg und mehr. Die Entwässerung solcher Überwässerter bringt nur Vorteile, dagegen keinerlei Nachteile. Sie entfernt nur im Gewebe retinierte Flüssigkeit. Macht man sich eine derartige Operationsvorbereitung zur Regel, so trifft man natürlich auch auf eine Reihe nicht überwässerter Patienten. Auch da bringen Entwässerungsmaßnahmen keinen Schaden. Der sonst an steigender Harnflut und an Gewichtssturz meßbare Erfolg wird eben ausbleiben.

4. Diätetische Grundsätze für antiphlogistische Kost.

Dies umschließt diätetische Grundsätze bei entzündlichen Zuständen und an erster Stelle: *antiphlogistische* Wirkung der *kochsalzarmen* Kost.

Wir maßen bereits der Gesamtentwässerung entzündungswidrige Eigenschaften bei. Dies ist aber nur ein Teilstück der angestrebten antiphlogistischen Wirkkraft diätetischer Maßnahmen. Wie schon vor mehr als einem Dezennium Fr. Luithlen nachwies und wie sich neuerdings aus den Erfahrungen über die M. Gerson- und E. Sauerbruch- und A. Hermannsdorfer-Diät ergibt, ist antiphlogistische Eigenschaft ein zweites Teilstück der Auswirkung von Kochsalzentziehung. Zurückgreifend auf die alten Arbeiten aus H. H. Meyers Wiener pharmakologischem Institute (H. Januschke, Fr. Luithlen) legte C. von Noorden dar, daß dies beruhe auf stärkerer Auswirkungskraft des entzündungswidrigen *Calciumions* nach Kochsalzentlastung der Gewebe. Er drängte dies in die Worte zusammen: *die negative Verordnung*: *„kein Kochsalz" wirkt sich aus als positive Calciumtherapie.* Dies erstreckt sich sowohl vorbeugend auf Entzündungsbereitschaft wie therapeutisch auf bereits vorliegende Entzündung.

An dem antiphlogistischen Erfolge weitgehender Kochsalzentziehung darf die Chirurgie heute nicht mehr vorbeisehen, gleichgültig, ob die theoretische Erklärung noch zukünftiger Ergänzung oder Abänderung bedarf. Soweit man aus der bisherigen, nur auf einer kurzen Zeitspanne von wenigen Jahren fußenden Erfahrung und aus den bisher gewonnenen theoretischen Gesichtspunkten ersehen kann, ist der antiphlogistische Einfluß kochsalzarmer Kost gerade bei chirurgischen Krankheiten von überragender Bedeutung. Es ist an erster Stelle diese Eigenschaft und Wirkkraft, die der kochsalzarmen Kost und des weiteren auch der ganzen diätetischen Kunst willige Aufnahme in das Rüstzeug der Chirurgie errungen hat. Es zeigte sich dabei, daß mittels diätetischer Behandlung es möglich, oft sogar erforderlich ist, durch gleichsinnigen Kostaufbau mehrfache Auswirkungen zu vereinigen und mehreren Aufgaben gerecht zu werden (hier Entwässerung und Antiphlogistik, des weiteren unter Umständen Entfettung).

5. Diätetische Grundsätze für Entfettung.

Fettsucht, gleichviel welcher Genese, ist eine unangenehme Komplikation jeder chirurgischen Erkrankung. Falls nicht Lebensgefahr Abwarten verbietet, bedarf sie deshalb entsprechender und damit diätetischer Vorbehandlung, sei es, daß Intervalloperation vorbereitet oder postoperativer Verlauf komplikationsloser gestaltet werden soll. Auch bei nicht operationsbedürftigen chirurgischen Krankheitsbildern verlangt Vorhandensein von Fettsucht therapeutische Beeinflussung wegen erhöhter Thrombose- und Emboliegefahr. Alle entzündlichen Prozesse verlangen an sich durchgreifende Entwässerung. Wenn Entwässerung, wie es schon seit langem mittels verschiedener Methoden als zweckmäßig anerkannt und üblich geworden ist, die Fettsuchtsbehandlung einleitet, so ergeben sich gleichzeitig zwei Vorteile:

1. Besserung des gesundheitlichen Zustandes sämtlicher vorher überwässerter Gewebe mit Auswirkung in verringerte Entzündungsbereitschaft.
2. Entfettung.

Wir gehen dementsprechend so vor: Zunächst ausgiebige Entwässerung zugleich mit Erzwingen von Fetteinschmelzung; im Anschluß daran fortgesetzte *calorisch unterwertige Ernährung* mit wiederholt eingeschalteten *Entwässerungsperioden* fallweise verschiedener Häufigkeit und Dauer, um weiteren Substanzverlust und regelrechten Wasserbestand der Gewebe zu sichern.

6. Diätetische Grundsätze für Fieberkost.

Fiebergefahr begleitet chirurgische Erkrankung bis zur Operation und weiterhin bis zum Abklingen etwaiger Entzündung und darüber hinaus.

Fieber kann an lokale Entzündung gebunden sein und ist es bei chirurgischen Krankheiten zumeist. Neben dem wohl immer infektiöstoxisch bedingten Entzündungsfieber kommen aber auch allgemein toxische Fieberzustände (Tuberkulose, Basedow, Resorptionsfieber usw.) in Betracht, die mit dem Begriff „Entzündung“ nichts zu tun haben, allerdings nicht immer (Tuberkulose!) vom Entzündungsfieber klinisch scharf abgrenzbar sind.

Eine gemeinsame Folge fast aller febriler und auch subfebriler Zustände ist Auswirkung am *Verdauungsapparat,* wovon Appetitmangel und sonstige leichtere oder ernstere Magenbeschwerden im Vordergrund zu stehen pflegen. Dies geht oft mit Sub- oder gar Anacidität des Magensaftes einher. Mit seltenen Ausnahmen ist der Fiebernde nicht fähig, größere Massen Nahrung auf einmal zu nehmen, und er ist namentlich auch empfindlich gegen Gerichte mit langer Verweildauer im Magen. Das Bedürfnis nach Flüssigkeit pflegt erhöht, die Willigkeit zur Aufnahme fester Kost erniedrigt zu sein. Oft, aber nicht immer, besteht Neigung zu Stuhlträgheit.

Der Minderleistung des Magens entspricht es, daß Fiebernde insbesonders *fettreichen* Nahrungsmitteln abgeneigt sind, was theoretisch verständlich ist (lange Verweildauer, geringere Saftsekretion bei Fettverzehr). Beides, die Abneigung und die theoretische Begründung, erstrecken sich aber auch auf eiweißreiche Nahrungsmittel, wenn auch nicht stets gleichen Maßes wie auf fettreiche Kost. Immerhin entspricht es alter Erfahrung, wenn man sowohl deren Auswahl wie Menge beträchtlich einschränkt. Die Zeiten, wo man Fiebernden bis zu 10 Eiern täglich aufdrängte, sind längst vorbei. Vor *aufdringlichem Überfüttern* jeglicher Art sei gewarnt, namentlich bei kurz dauernden fieberhaften Zuständen, die im Wirkungsbereich des Chirurgen überwiegen.

Das Fieber als Steigerung des Gesamtstoffwechsels verlangt Zufuhr leicht brennbaren und ausreichende Energie liefernden Materials, Bedingungen, die in dieser Weise vorwiegend vom Kohlenhydrat geleistet werden können. Rascher Verzehr körpereigenen Materials und der Körperspeicherstoffe schwächt den fiebernden Patienten und belastet ihn subjektiv schwer. Zufuhr geeigneter, gut aufgeschlossener (küchentechnisch vorbereiteter) kohlenhydratreicher Kost versucht den Verbrauchsüberschuß an Reservematerial zu vermeiden und liefert gleichzeitig rasch genügende Energie, um subjektive Kräftigung zu bewirken. Dazu ist die Zeit von Nahrungsaufnahme bis zu subjektiver und objektiver Auswirkung denkbar kurz, so daß man direkt von der Wirkung eines „Stoffwechselexcitans" bei geeigneter Anwendung sachgemäß zubereiteter Kohlenhydratträger sprechen kann. Eiweiß kann unter Umständen den Fieberstoffwechsel „reizen" und damit zu stärkerem Energieumsatz und -verbrauch führen. Fett dagegen verlangt zuviel und zu lang dauernde Verdauungsarbeit, als daß man ihm bei Fiebernden gleichen Rang wie den Kohlenhydraten zuerkennen dürfte.

Es sollen daher bei Auswahl der Nährstoffe für Fiebernde *Kohlenhydratträger* an erste Stelle gerückt werden. Damit wollen wir nicht zum Ausdruck bringen, daß Eiweißträger und Fette gänzlich zu verbannen seien. So weit geht die interne Therapie, die hierfür Lehrmeisterin ist, nur bei akuten hochfebrilen Infektionskrankheiten. Selbst für solche Zustände hat sich dieses nützliche diätetische Verfahren leider noch nicht als allgemeingültig durchgesetzt. Wir raten aber dem Chirurgen, es bei entsprechenden akuten, hochfebrilen Zuständen durchzuführen (in der Chirurgie meist septische Zustände und Pneumonien). Im übrigen wollen wir aber mit unserer Forderung nur auf starkes Zurückdrängen der Eiweiß- und Fettkost zugunsten der Kohlenhydratträger mahnen. Bei länger sich hinziehenden fieberhaften Zuständen wäre ein Festhalten an ausschließlicher oder nahezu ausschließlicher Ernährung mit eiweiß- und fettärmsten Kohlenhydratträgern sowohl praktisch undurchführbar wie auch nachteilig für den Gesamtorganismus.

Ferner muß die Fieberkost für *Flüssigkeitsersatz* sorgen, da die Wasserverdunstung durch Lungen und Haut beim Fiebernden erhöht ist und dies um so mehr zu Konzentrierung von Kochsalz im Körper führt, als ja oft bei Fiebernden die Ausscheidung von Kochsalz durch die Nieren erschwert ist. Starke Wasserverarmung des Körpers kann unter Umständen auch protoplasmatischen Eiweißzerfall in der Muskulatur nach sich ziehen.

Es gilt, alles in allem, als diätetischer Grundsatz für Fiebernde: *kohlenhydrat-* und *flüssigkeitsreiche Ernährung.* Geht die fieberhafte chirurgische Erkrankung mit anderen entzündlichen Symptomen einher, so ist es ein leichtes, das Prinzip der Fieberkost mit dem Grundsatz der entwässernden bzw. antiphlogistischen Kost zu vereinigen, um mit ein und demselben Kostaufbau zwei verschiedenen Zielen zu dienen.

Kostauswahl bei Fieber s. S. 105.

7. Diätetische Grundsätze für Mast.

Ebenso wie der Internist nach erschöpfenden fieberhaften und sonstigen Krankheiten, trachtete früher der Chirurg nach ausgeführter Operation danach, Rückgang des Ernährungszustandes, welcher im Verlaufe der vorangegangenen Krankheit, der Vorbereitung zur Operation und im Zeitraum der unmittelbaren Nachbehandlung sich vollzogen hatte, möglichst schnell durch reichliches Auffüttern wettzumachen. Dies wirkte sich zu planmäßiger Mastkur aus. Auch jetzt noch gilt dies vielen Chirurgen als erstrebenswertes Ziel. Demgegenüber ist eine Warnung am Platze.

Frühe Abschnitte der Rekonvaleszenz, gleichgültig, welche Krankheit vorausging, und welche besonderen Umstände den Niedergang des Ernährungszustandes bedingten, sind nicht der geeignete Zeitpunkt für schnelles Aufmästen. Vor allem die Verdauungsorgane, des weiteren aber auch alle sonstigen Organe des Stoffwechsels, des Kreislaufes usw. dürfen nach einer Periode des Darbens nicht sofort mit maximalen Ansprüchen belastet werden, welche einer Überernährung stets beiwohnen. Dies ist ein allgemein gültiges Gesetz der Ernährungskunde.

Es ist eine längst erkannte Eigentümlichkeit des *Rekonvaleszentenstoffwechsels*, daß selbst aus calorisch noch unzureichender Kost begierig Ansatz von Stickstoffsubstanz, von Glykogen und von Mineralstoffen, unter Umständen auch von Wasser zur Aufbesserung der Zellsubstanz erfolgt, während sich Fettverluste und sogar Gewichtsverluste noch fortsetzen können. Meist wird freilich alsbald das Gewicht ansteigen, sei es auch nur in der Hauptsache durch Wasseranreicherung bedingt. Schon mäßige Erhöhung der Gesamtkost über deren vorherige Menge hinaus bringt jenen erforderlichen Aufbau des cellulären Protoplasmas in Schwung. Unter den organischen Nährstoffen begünstigen Proteine und namentlich auch Kohlenhydrate solches Geschehen. Calorisches Überfüttern fügt in diesem Zustande nur Fettansatz, also ein Reservematerial, hinzu, das zunächst keinen unmittelbaren Vorteil bringt, dessen Verzehr, Verdauung, Resorption und Assimilation in diesem Zeitabschnitte eher schaden als nützen kann, jedenfalls aber einstweilen überflüssige Belastung darstellt. Nur was für protoplasmatische Zellsubstanz und zur Anreicherung der Säfte mit entsprechendem Material in Betracht kommt, verursacht objektiv und subjektiv wahrnehmbare Kräftigung, worauf es zunächst allein ankommt.

Wir kommen später im speziellen Teil hierauf mehrfach zurück und haben dort auch auf manche Schäden hinzuweisen, die bei schnellem Aufpäppeln entstehen und bei Verzicht darauf vermieden werden können.

Wir empfehlen daher, in der ersten Rekonvaleszenzperiode (3 bis 7 Tage) höchstens den wahren Calorienbedarf zu decken („Erhaltungskost") und im Bestreben, diese Kosthöhe zu erreichen, um so vorsichtiger und zurückhaltender zu sein, je mehr durch die vorausgegangenen Eingriffe der Ernährungszustand gelitten hat und die physiologische Leistungskraft der Verdauungsorgane noch darniederliegt.

Wenn daneben oder nachfolgend wahres Aufmästen erwünscht ist, bleiben, wie immer bei Mastkuren, *Fett-Träger die Hilfsmittel der Wahl.* Mit keinem anderen Nährstoff gelingt es, erheblichen Überschuß der Calorienzufuhr zu erreichen.

Wenn zwar auch Kohlenhydrate bzw. Kohlenhydratträger als Mastmittel geeignet sind und neben Fett in größerer Menge Verwendung finden können und müssen, hindert doch schon ihre Volumgröße, sich auf Kohlenhydrate als *Hauptstück* mästender Kraft zu stützen. Hauptstütze der Mastkost ist und bleibt das Fett; aber kohlenhydratreiche Nahrungsmittel und Gerichte bewähren sich schon aus geschmacklichen Gründen als wichtige Träger des zugeführten Fettes. Man kann ohne Schwierigkeit eine „kohlenhydratbetonte Mastkost" zusammenstellen, z. B. als Vorbereitungskost zur Strumektomie bei BASEDOWscher Erkrankung, wobei z. B. neben 2800 Calorien aus Fett mühelos 2000 Calorien aus Kohlenhydraten gedeckt werden können bei einer Gesamtcalorienzahl von etwa 5800 (s. S. 106).

Wie bei schwer abgemagerten *Basedowkranken*, deren Schilddrüse reseziert werden soll, ist Auffütterung stets erstrebenswert nach größeren Operationen bei *septischen Krankheiten*. Gerade bei Kranken dieser beiden Gruppen ist wegen stark steigernden Einflusses großer Proteinmengen auf den Gesamtstoffwechsel verhältnismäßig proteinarme Kost zu wählen und das Schwergewicht der Ernährung auf Fett- und Kohlenhydratträger zu verlegen. Gleiches trifft zu, wenn bei Bedarf mästender Kost aus anderen Gründen hohe Eiweißzufuhr vermieden werden muß (unter chirurgischen Leiden z. B. bei Nieren- und manchen Darmkrankheiten). Im übrigen steht mittleren Gaben von Eiweißträgern bei Mastkuren nichts im Wege; dies um so weniger, wenn sie — was recht häufig, aber nicht durchgehend der Fall ist — anregend auf den Appetit einwirken.

Wo auch immer eine einleitende Mastkur dem chirurgischen Handeln vorausgeschickt wird, versäume man nie, die letzten Tage vor dem operativen Eingriff mit reichlicheren Mengen von Kohlenhydraten auszustatten (Anreicherung der Zellen mit Glykogen!).

8. Diätetische Grundsätze für künstliche Ernährung.

Häufig verlangt eine chirurgische Erkrankung Vornahme künstlicher Ernährung. Zwingt der Einzelfall zum Einlegen von *Schlund-* oder *Nasensonde*, gleichgültig, ob sie als Dauer- oder Wechselsonde verwendet wird, so läßt sich angemessener Kostaufbau unter Voraussetzung normalen Verdauungsablaufes mühelos errichten. Ein grundsätzlicher Fehler wird häufig gemacht. Es genügt für die Sondenernährung, auch für die Ernährung durch *Magen-* und *Darmnährfistel*, durchaus nicht, Gemische *calorisch* zureichender Nährstoffe einzuflößen, um eine auf längere Dauer berechnete bestmögliche Ernährung zu gewährleisten. Die Speisen müssen tunlichst in solcher Weise zubereitet, mit Gewürzen und Geschmackskorrigenzien versetzt werden, daß sie auch unserem Gaumen munden würden; denn trotz Umgehung des Geschmacksinnes verlangt der Magen Kost in möglichst gewohnter Zusammensetzung, damit das Gleichgewicht in der Sekretionstätigkeit erhalten und Bekömmlichkeit gesichert wird. Sowohl auf Würzen wie auf richtige Versorgung mit Vitaminen und Nährsalzen ist früher viel zu wenig Gewicht gelegt worden. Bei richtiger Zusammensetzung ist die Noternährung durch Sonden und Fisteln auf lange Zeit mit Erfolg durchführbar.

Anders bei der *rectalen Ernährung*. Rectale Ernährung im Sinne lang dauernder, ausreichender Nahrungszufuhr ist praktisch unmöglich. Es handelt sich hauptsächlich um Flüssigkeitsersatz; ferner werden gewisse Kohlenhydrate noch in ausreichender Menge resorbiert, während

Resorption von Eiweiß und mehr noch von Fett im unteren Dickdarm weit unsicherer und schwieriger ist. Praktisch sind deshalb die aus alter Zeit übernommenen und vielfach noch benutzten Rezepte der Nährklysmen zwecklos, zumal da Zufuhr schlecht resorbierbarer Substanzen meist bald zu Reizzuständen im Darm Anlaß gibt. Nicht außer acht lassen darf man, daß diese Reizzustände über nervösem Wege auf höhere Magen- und Darmabschnitte überspringen können und dort als Saftlocker und Bewegungsreize sich auswirken (cave ungeeignete Nährklysmen, insbesondere bei blutendem Magen- und Duodenalulcus).

Fallen durch Erkrankungen bestimmte Gebiete des Verdauungsschlauches aus, so wird man bestrebt sein, trotzdem die Ernährung in normaler Richtung ablaufen zu lassen, d. h. bei Oesophagusstenose lieber zur Gastrostomie als zur rectalen Ernährung, bei Pylorusschluß zur Jejunostomie zu greifen. Nur dies wird ausreichende Nährstoffzufuhr und Resorption garantieren können.

Schlund- oder Nasensonde, sondenpassable Normalkost s. S. 110, Gastrostomie s. S. 34, Jejunostomie s. S. 52, rectale Ernährung sc. Flüssigkeitsersatz s. S. 23.

9. Anwendungsmöglichkeiten allgemein-diätetischer Therapie in der Chirurgie.

a) Bei allgemein-chirurgischen, auch nicht operativen Erkrankungen.

Das Vertrautsein mit diätetischen Grundsätzen wird auch den Chirurgen veranlassen, nicht nur bei operativen Fällen, sondern auch bei „allgemein-chirurgischen Erkrankungen“ diätetisch vorzugehen. Auf chirurgischen Abteilungen befinden sich jederzeit Kranke, die nicht unmittelbar operationsbedürftig sind, oder solche, bei denen sich die ursprünglich in Aussicht genommene Operation später als unnötig erweist. Auch bei diesen allgemein-chirurgischen Erkrankungen läßt sich diätetisches Vorgehen nutzbringend anwenden.

Um eine Vorstellung über die breiten Anwendungsmöglichkeiten zu geben, lassen wir an dieser Stelle ein bei weitem nicht vollständiges Verzeichnis von Krankheitszuständen folgen, für welche sich weitgehende Einschränkung des Kochsalzes zu entwässernden und antiphlogistischen Zwecken bewährt hat. Manche Krankheitszustände bedürfen darüber hinaus noch weiterer diätetischer Maßnahmen:

Pruritus ani; Hyperhidrosis; Entzündungen bei Furunkulose, Phlegmone, Erysipel, die keinen operativen Eingriff verlangen; Empyem ohne Operationsindikation, wobei nach Abklingen der akuten Erscheinungen Mastzulagen angezeigt sind; Ascites bei Lebercirrhose, Tuberkulose und inoperablem Carcinom; exsudative Pleuritis, Perikarditis usw.; Cystitis, Cystopyelitis, Pyelitis, wobei die Nahrung durch Beschränkung aller Gewürze möglichst reizlos zu gestalten ist; Bursitiden; chronisch entzündliche Schwellung der Gelenke usw.

Dieser unvollständige Auszug tut zur Genüge die Vielseitigkeit diätetischer Möglichkeiten in der Chirurgie kund. Gerade bei Erkrankungen aus dem Gebiete der *kleinen Chirurgie* bietet sich reichlich Gelegenheit, durch diätetische Maßnahmen den Heilverlauf abzukürzen. Auch ambulatorisch wird man sich dieses Vorteiles bedienen. Mühelos gelingt es z. B. ambulatorische Patienten mit schwerer Furunkulose, Alveolarpyorrhöe u. a. zu wiederholter Einhaltung von Obsttagen zu bewegen, wenn sie einmal an sich den deutlich merkbaren Erfolg eines solchen Entlastungstages erlebt haben.

b) Vor und nach operativen Eingriffen.

Neben der scheinbar neuen Domäne der Diätetik bei „allgemein chirurgischen Erkrankungen" und in der kleinen Chirurgie findet sie doch nach wie vor ihre Hauptaufgabe in der *Vorbereitung* und *Nachbehandlung* bei großchirurgischen Eingriffen. Aber auch hier sind die diätotherapeutischen Möglichkeiten umfassender, als sie bisher in Anwendung kamen. Nicht nur die Operation am Magen und Darm, sondern grundsätzlich jeder größere operative Eingriff verlangt vorher und nachher diätetische Fürsorge.

Bei manchen Erkrankungen wird sogar das Hauptgewicht auf *diätetische Vorbereitung* zu legen sein, z. B. bei Basedowkranken (s. S. 106).

Bei anderen wiederum spielt *diätetische Nachbehandlung* maßgebende Rolle. Man denke nur an die Magenresektion und ihre diätetische Nachbehandlung, welche späterem Auftreten von Ulcusrezidiv, Jejunalulcus und Darmkatarrhen vorbeugen soll.

Auch abseits spezieller verdauungstechnischer Gesichtspunkte verlangt die Gefahr des *operativen Shocks* Berücksichtigung bei der Kostauswahl, wie vor allem bei operativen Eingriffen an der Niere.

c) Bei komplizierenden internen Erkrankungen.

Erheblich schwieriger und verwickelter wird die diätetische Fürsorge chirurgisch Kranker sowohl vor und nach Operationen, wie auch in Fällen, wo überhaupt ein größerer operativer Eingriff nicht in Frage steht, wenn außer den chirurgischen Leiden interne Krankheiten bestehen, die diätetisch berücksichtigt werden müssen, wie es bei der großen Mehrzahl innerer Krankheiten der Fall ist. Weit höheren Maßes als bei rein chirurgischen Krankheiten (z. B. Weichteil- und Knochenverletzungen der Extremitäten) müssen bei solchen Komplikationen die diätetischen Maßnahmen persönlich gerichteten Charakter tragen. Oftmals werden die Ansprüche des chirurgischen Leidens an die Hilfe der Diätetik ohne weiteres denen des internen Krankheitszustandes gleichgerichtet sein; das um so mehr, als ja beide auf *Besserung der gesamten Stoffwechsellage* hinzielen. Recht oft können sich aus unzulänglicher diätetischer Berücksichtigung des internen Leidens aber doch Nachteile ergeben, die üble Folgen haben. Man darf z. B. bei einem chirurgischen Magenleiden diätetische Fürsorge für ein nebenbestehendes Herzleiden nicht vernachlässigen.

Wir erwähnen als tatsächliche Vorkommnisse starkes Wiederaufflammen einer vor kurzem zum Stillstand gebrachten Enterocolitis durch Anwendung eines Rohkostverfahrens bei Phlegmone des Vorderarmes und das Auftreten eines schweren Gallensteinanfalles mit Ikterus am Tage vor anberaumter Uterusexstirpation, nachdem die Patientin „vorbereitend" einige Tage auf reine Milchkost gesetzt worden war, obwohl sie angegeben hatte, schon früher einmal nach reichlichem Genusse fetter Milch eine Gallensteinkolik bekommen zu haben. In beiden Fällen widersprachen die vom rein chirurgischen Standpunkt aus berechtigten diätetischen Vorschriften dem, was die gleichzeitige interne Erkrankung verlangte.

Bei kluger Beachtung der Gesamtlage und der Sonderlage der Einzelpersönlichkeit wird sich aus dem reichen Schatze diätetischer Möglichkeiten prä- und postoperativ eine Kost einrichten lassen, die den chirurgischen und internen Bedürfnissen in gleichem Maße gerecht wird.

Das glücklicherweise immer mehr sich ausbreitende gemeinsame Beraten und Arbeiten des Chirurgen und des Internisten erleichtert diese Aufgabe. Chirurg und Internist dürfen nie vergessen, daß alle krankhaften Zustände des Körpers wechselseitig sich beeinflussen, und daß Vernachlässigung des einen Nachteile für das andere Leiden in Aussicht stellt.

Selbstverständlich stellen Verbindungen chirurgischer und interner Leiden besonders hohe Ansprüche an die diätotherapeutische Erfahrung und an die Küchenkunst, besonders hohe Ansprüche auch an die Berücksichtigung psychischer Einstellung des Kranken zu der gebotenen Kost. Persönliche Vorliebe und Abneigung gegenüber bestimmten Speisen und deren Zubereitung sind ebenso zu beachten und zu werten wie Eignung und Nichteignung bestimmter Nahrungsmittel wegen funktioneller Minderwertigkeit bei Magen- und Darmkrankheiten, bei Diabetes, bei Nierenleiden usw. Falsch und zu folgenschweren Irrtümern führend wäre es, vom diätotherapeutischen Standpunkt aus, abweichend vom nosologischen, von einer chirurgischen oder internen *Hauptkrankheit* als hauptsächlich bestimmend für die Kostwahl zu sprechen. Abwägende Berücksichtigung beider, das Wort „suum cuique", muß im Einzelfalle ausschlaggebend sein.

Wir können in diesem Buche nicht auf alle Möglichkeiten einer Kombination von internen mit chirurgischen Krankheiten eingehen, werden aber besonders wichtige interne Komplikationen später eingehender besprechen.

Die folgende *tabellarische Übersicht* verweist auf das jeweils anzuwendende Diätprinzip und auf die Darstellung seiner praktischen Durchführung bei vorwiegend in Frage kommenden chirurgischen Erkrankungen.

10. Tabellarische Übersicht über diätetische Indikationen bei chirurgischen Erkrankungen.

Die fettgedruckten Seitenzahlen beziehen sich auf die theoretische Darstellung des anzuwendenden *Diätprinzipes,* die normalgedruckten Seitenzahlen auf die Schilderung des praktischen *Kostaufbaues.*

		Seite	Seite
Abscesse	Fieberkost	**9**	105
Achselhöhle			
Hydroadenitis	antiphlogistische Kost	**8**	117
Hyperhidrosis	Entwässerung	**5**	117
„Adhäsionen"	s. Obstipation	—	—
Adipositas	1. Entwässerung	**5**	117
	2. Entfettung	**9**	117
Alveolapyorrhöe	antiphlogistische Kost	**8**	117
Anämie			
nach Magenresektion	s. Fall	**43**	—
nach Magen-Darmresektion	s. Fall	**51**	—
Amyloidniere	Entwässerung	**5, 83**	—
Analgegend			
Analprolaps	schlackenarme, flüssigkeitsarme Kost	**59**	112
Anus praeternaturalis (Colostomie)	do.	**57**	112
Fissura ani	do.	**59**	112
Fistula ani	do.	**59**	112
Hämorrhoiden	1. schlackenarme	—	—
	2. Antiobstipationskost	**59**	—
Appendicitis			
acuta	Fieberkost	**9, 52**	105
chronica	Antiobstipationskost	**53**	—
Arthritis			
acuta (rheumatica)	1. Fieberkost	**9**	105
	2. Entwässerung	**5, 78**	117
chronica	Entwässerung	**5, 78**	117
deformans	do.	**5, 78**	117
Ascites	do.	**5, 76**	117
Basedow	kohlenhydratbetonte Mast	**12**	106
Bauchwandbruch bei Adipositas	s. Adipositas	—	—
Bauchwassersucht	s. Ascites und TALMAsche Operation	—	—
Blutung	s. Anämie	—	—
Bursitis	antiphlogistische Kost	**8**	117

		Seite	Seite
Carcinom	s. Kachexie	—	—
s. auch Carcinom der einzelnen Körpergegenden			
Cardiacarcinom	sondenpassable Kost bei Gastrostomie	**13, 34**	111
Cholangitis	fettärmste Fieberkost	**9, 70**	105, 114
Cholecystitis	Fieberkost	**9**	64
Cholecystogastrostomie	fettarme, kohlenhydratreiche Schonkost	**69**	114
Choledochusstein	s. Choledochotomie, Schonkost bei Gallenblasenoperationen	**68**	114
Coecostomie	schlacken- und flüssigkeitsarme Kost	**56**	114
Colitis	s. Abschnitt S. 60	—	—
Colostomie	schlacken- und flüssigkeitsarme Kost	**57**	114
Cystitis	Fieberkost (gewürzarm)	**8**	119
Cystopyelitis	do.	—	—
Darmfisteln	s. Duodenal-, Ileumfistel, Coecostomie, Anus praeternaturalis	—	—
Darmgeschwüre	s. Ulcera	—	—
Darmlähmung	s. Ileus	—	—
Darmstenose	vgl. Ausschaltung oder Resektion des Darmes	—	—
Darmverschluß	s. Ileus	—	—
Decubitus	antiphlogistische Kost	**8**	117
	Beschränkung der Wundabsonderung	**79**	—
Diabetes	s. Abschnitt Diabetes	—	—
Dickdarm			
Ausschaltung	schlacken- und flüssigkeitsarme Kost	**53**	114
Resektion	do.	—	—
Douglasabsceß	antiphlogistische Kost	**8**	117
Dünndarm			
Ausschaltung	leicht resorbierbare Kost in kleinen Einzelportionen	**48**	112
Resektion	do.	—	—
Duodenalfistel	kohlenhydratreicher Kostaufbau, stark flüssigkeitsbeschränkt	**44**	—
Duodenalgeschwür, Resektion	kohlenhydratreicher Kostaufbau	**28**	107
Durchfallserkrankungen	1. Hungerperiode	—	—
	2. langsamer Kostaufbau	**40, 62**	—
Eiterung	s. Abscesse	—	—
Empyema			
der Nebenhöhlen	Fieberkost	**9, 8**	105, 117
pericardii	do.	—	—
pleurae	do.	—	—
vesicae felleae	Gallenblasenschonkost	—	114

		Seite	Seite
Enteroanastomose	s. Dünn- und Dickdarm	—	—
Enteroptose	Mast	**11**	—
Entzündung	s. Abscesse	—	—
Erbrechen	1. Hungerperiode	—	—
	2. rectaler Flüssigkeitsersatz	—	—
	3. flüssig-dünnbreiige Kost	**35, 61**	—
Ersatzchirurgie	s. Plastik	—	—
	(Beschränkung der Wundabsonderung)	—	—
Erysipel	antiphlogistische Kost	**8**	119
Fäulnisdyspepsie	1. Hungerperiode	**38**	112
	2. kohlenhydrat*reicher* Kostaufbau wie nach B II	—	107
Fettsucht	s. Adipositas	—	—
Fissura ani	s. Analgegend	—	—
Fistula ani	do.	—	—
Frakturödem	s. Ödem	—	—
Fremdkörper im Magen-Darm	schlackenreiche Breikost	**61**	—
Furunkel	s. Abscesse	—	—
Gallenfistel	s. Abschnitt S. 70	—	—
Gangrän			
diabetische	antidiabetische Diät mit Entwässerungstagen	—	122, 123
feuchte	antiphlogistische Kost	—	122, 123
Gärungsdyspepsie	1. Hungerperiode	**41**	—
	2. kohlenhydrat*freie* Kost	—	111
Gastritis			
entzündliche	antiphlogistische Kost	**8**	118, 119
Stauungs-	(unter Schonung des Magens) Entwässerung (wie oben)	**81**	118, 119
Gastroenterostomie			
bei Carcinoma inoperabile	kohlenhydratreicher Kostaufbau	**33, 45**	107
bei Ulcus	strenge Ulcuskur	**32**	109
Gastrostomie	sondenpassable Nahrung	**13**	—
	a) normal	**34**	110
	b) bei Anacidität	**34**	111
Gicht	1. Ausschwemmung	**98**	—
	2. Purinbeschränkung	**98**	—
Gipsverband	s. Ödem	—	—
Granulationen	Entwässerung	**5**	117
	Beschränkung der Wundabsonderung	**79**	—
Hämorrhoiden	s. Analgegend	—	—
Hautersatz	s. Plastik	—	—
Hernien bei Adipositas	s. Adipositas	—	—
Hirnabsceß	Fieberkost	**9**	105
Hydroperikard	Entwässerung	**5, 79**	117
Hydrothorax	do.	**5**	117

		Seite	Seite
Hyperhidrosis	Entwässerung	**5**	117
Hypoglykämie	Kohlenhydratzufuhr s. Abschnitt Diabetes	**92**	—
Ikterus	Schonkost bei Gallenblasenoperationen	**66, 70**	114
Ileotransversostomie	schlacken- und flüssigkeitsarme Kost	**56**	114
Ileumafter — Ileostomie	schlacken- und flüssigkeitsarme Kost	**56**	114
Ileus	s. Abschnitt Ileus S. 73	—	—
Insulinödem	1. Entwässerung	**7, 93**	122, 123
	2. Insulinabbau	**79. 95**	—
Jejunostomie	sondenpassable Nahrung mit Berücksichtigung der fehlenden Magenvorverdauung	**52**	111
Kachexie	aufgeschlossene kohlenhydratreiche Nahrung	**45**	—
Karbunkel	s. Abscesse	—	—
Kehlkopf	s. Larynx	—	—
Coma diabeticum	Kohlenhydratzufuhr abgedeckt durch Insulin	**95**	—
Kotfistel	s. Analgegend; Colostomie	—	—
	Ileostomie	—	—
Larynx			
Entzündung	sondenpassable Nahrung für Sondenfütterung oder Gastrostomie (antiphlogistisch)	**13**	110
Striktur	sondenpassable Nahrung für Sondenfütterung oder Gastrostomie	**13**	110
Tumor	sondenpassable Nahrung für Sondenfütterung oder Gastrostomie	**13**	110
Lebercirrhose	s. TALMAsche Operation	—	—
Lymphadenitis	s. Abscesse	—	—
Lymphangitis	s. Abscesse	—	—
Magencarcinom			
inoperables	Kost bei Kachexie	**45**	—
Resektion	kohlenhydratreicher Kostaufbau	**28, 31**	107
Magenfistel als Operationskomplikation	flüssigkeitsbeschränkte Kost	**44**	—
Magenulcus			
Gastroenterostomie	strenge Ulcuskur	**32**	109
Resektion	kohlenhydratreicher Kostaufbau	**28, 31**	107
Mammacarcinom	s. THIERSCHsche Plastik und Ödem (Arm)	—	—
Mastdarmcarcinom (Anus praeternaturalis)	s. Analgegend	—	—

		Seite	Seite
Meningitis	Fieberkost	**9**	105
MOELLER-BARLOW	Vitaminzufuhr	**5**	—
Nephritis			
acuta	1. Hunger- und Durstperiode	**83**	—
	2. Fruchtsaft	**83**	—
chronica	Entwässerung und eiweißbeschränkte Grundkost	**81**	—
Nephrose	Entwässerung und eiweißbeschränkte Grundkost	**81**	—
Obstipation	schlackenreiche Kost	**62**	—
Ödem			
bei Fieber und Infektionskrankheiten	Entwässerung(antiphlogistisch)	**5**	119
bei Insulin	1. Entwässerung	**7, 93**	122, 123
	2. Insulinabbau	**79, 95**	—
kardiales	Entwässerung	**5, 79**	118, 119
entzündliches	antiphlogistisch	**8, 78**	118, 119
kollaterales bei Frakturen in und nach Gipsverband	Entwässerung	**8, 78**	117
latentes	do.	**7, 78**	117
renales	do.	**81**	—
Stauungsödem	do.	**7, 79**	117
Oesophagusdivertikel	sondenpassable Nahrung für Sondenfütterung oder Gastrostomie	**13**	110
Oesophagusstenose	s. Gastrostomie	—	—
Oesophagustumor	s. Gastrostomie	—	—
Osteomyelitis	Fieberkost	**9**	105
Panaritium	s. Abscesse	—	—
Pankreas	s. Abschnitt S. 70	—	—
Paranephritis	Fieberkost	**9**	105
Parotitis postoperativa	Mundpflege	**23**	—
Perikarditis	Entwässerung	**79**	118, 119
Pericholecystitischer Absceß	s. Abscesse	—	—
Periproktitischer Absceß	s. Abscesse	—	—
Peritonitis			
acuta	Fieberkost (flüssig, dünnbreiig)	**9, 72**	—
tuberculosa	Mast	**73, 99**	106
Perityphlitischer Absceß	s. Abscesse	—	—
Pharynxtumor	sondenpassable Nahrung für Sondenfütterung oder Gastrostomie	**13**	110
Phlegmone	s. Abscesse	—	—
Plastik	Entwässerung (Beschränkung der Wundabsonderung)	**7, 79**	117
Pleuritis exsudativa	Entwässerung	**5**	117
Pneumonie	Fieberkost	**9**	105
Prolapsus ani	s. Analgegend	—	—
Pyämie	Fieberkost	**9**	105

		Seite	Seite
Pyelitis	Fieberkost, gewürzarm	**9**	105
Pylorusstenose	1. rectale, subcutane, intravenöse Flüssigkeitszufuhr	**23**	—
	2. s. Gastroenterostomie oder Magenresektion	—	—
Rachitis	Vitaminzufuhr	**5**	—
Schleimbeutelentzündung	Entwässerung	**8**	117
Schweißdrüsenabsceß	s. Achselhöhle	—	—
Sepsis	Fieberkost	**9**	105
Skorbut	Vitaminzufuhr	**5**	—
Soor	s. Mundpflege	—	—
Stauungsbronchitis	Entwässerung, s. Abschnitt Herz, Nieren	**79, 81**	—
Stauungsleber	do.	**79**	—
Stauungsödem	s. Ödem	—	—
Stomatitis	1. Mundpflege	**23**	—
	2. Fieberkost	**9**	105
	3. evtl. Sondenernährung	**13**	—
Subphrenischer Absceß	s. Abscesse	—	—
Subtotale Magenresektion	s. Beispiel	**31**	—
TALMAsche Operation	Entwässerung	**76**	118, 119
THIERSCHsche Plastik	Entwässerung (Beschränkung der Wundabsonderung)	**7, 79**	117
Thrombophlebitis	antiphlogistische Kost	**8**	117
Totale Magenresektion	s. Abschnitt Magen	**31**	—
Transplantation	Entwässerung (Beschränkung der Wundabsonderung)	**7, 79**	117
Tuberkulose	Mast	**99**	106
Ulcera des Darmes bei Colitis ulcerosa	schlacken- und flüssigkeitsarme Kost, anfangs antiphlogistisch	**60**	—
Lues	do.	**60**	—
Tuberkulose	do.	**60**	—
Typhus	do.	**60**	—
Ulcus cruris	Entwässerung	**7, 78**	117
Ulcus duodeni	s. Duodenalgeschwür	—	—
Ulcus pepticum jejuni	strenge Ulcuskur	**44**	109
Ulcus ventriculi	s. Magen	—	—
Urämie	Fruchtsäfte	**83**	—
Varicen	s. Ulcus cruris und Thrombophlebitis	—	—
Wanderniere	Mast	**11**	—
Wundheilung	s. Abscesse, Granulationen, Plastik, Insulinödem	—	—
Zunge			
Entzündungen	sondenpassable Nahrung für Sondenfütterung oder Gastrostomie	**13**	110
Tumoren	do.	**13**	110

Anhang.

Diätetisch-medikamentös praktische Winke.
Bei uns *gebräuchlich*:

Abführmittel:

Rp. Rad. Rhei 15,0
Sulfur depur.
Natr. bicarb. $\overline{aa}$ 7,5
S. messerspitzenweise.

Anästhesinemulsion bei Brechreiz und Entzündungszuständen des Oesophagus:

Rp. Anästhesin
Validol $\overline{aa}$ 5,0
Emuls. amygdal. ad 150,0
S. $1/2$ Stunde vor dem Essen 1 Eßlöffel.

Klysma:

Rp. Glycerini
Aquae fontis $\overline{aa}$ 100,0
S. Klysma.

Klysma vor Rectoskopie bei ulcerösen Prozessen:

Rp. Solut. Subcutin 2% 30,0
Glycerini
Aquae fontis $\overline{aa}$ 50,0
S. Subcutinklysma.

Meteorismus, Teerezept:

Rp. Sem. foeniculi
Fruct. carvi
Fruct. anisi
Fol. menth. piperit. $\overline{aa}$ 15,0
S. 1 Teelöffel auf 1 Tasse Tee.

Rectale Flüssigkeitszufuhr:

0,9proz. Kochsalzlösung oder
5proz. Traubenzuckerlösung oder
Rp. Dextrin 100,0
Alkohol 30,0
Natr. chlorat. 7,0
Aquae fontis 1000,0
S. Nährklysma.

Einstellung bei Tropfklysmen:
1 Tropfen pro Sekunde durch
die MARTINsche Glaskugel.

Mund- und Zungenpflege:
Beseitigen des Zungenbelages durch Schaben mit Holzspatel; häufiges Betupfen der Zunge mit durchfeuchteter Gaze; Auswischen des Gaumens mit gazearmiertem, angefeuchtetem Spatel.

Spülen des Mundes mit eisgekühltem Wasser; um Hinunterschlucken zu vermeiden, werden einige Tropfen Methylenblau als „Schreckfarbe“ zugesetzt.

Gurgeln mit Mundwasser, bestehend aus 1proz. wasserlöslicher Anästhesinlösung (Paraphenolsulfosaures Anästhesin = Subcutin).

Erlaubt es der Kostaufbau, so wird geschabter, roher Apfel gegeben, der durststillend wirkt und gleichzeitig mechanisch und chemisch (Obstsäure) die Zunge reinigt (Rp. Nr. 87).

II. Begründung des praktischen Vorgehens an Hand einzelner Krankheitsgruppen.

1. Diätetik bei Operationen am Magen.

a) Allgemeine Übersicht über Motilität und Sekretion des operierten Magens.

Klinische Untersuchungen, die zur Diagnose und Operationsindikation führen, bringen fast in allen Fällen ausreichende Untersuchungsbefunde, so daß die vor der Operation bestehenden Funktionsstörungen im Verdauungsablauf bekannt sind. Vor allem liefert die röntgenologische Untersuchung notwendige Hinweise auf die *Mechanik* des *Speisentransportes.* Zumeist, namentlich bei Ulcus, ist auch die Röntgenkontrolle der gesamten motorischen Darmtätigkeit unerläßlich. Desgleichen müssen die *Säureverhältnisse* des Magens bekannt sein. Man hüte sich vor Überwertung eines einmal, etwa nach Probefrühstück erhobenen Sub- bzw. Anaciditätsbefundes, da sehr häufig an anderen Tagen oder zu anderer Tagesstunde oder unter Anwendung stärkerer Saftlocker norm- oder gar superacider Mageninhalt zu finden ist. Weiterhin hat sich der Chirurg über die Beschaffenheit und Entleerungsverhältnisse des *Kotes* zu unterrichten, wofür — von besonderen Umständen abgesehen — das Betrachten des Kotes genügt. Dies ist eine notwendige Ergänzung der röntgenologischen Untersuchung des Darmes. Letztere liefert bei ernsten neuro-muskulären und auch bei mancherlei ernsten dyspeptischen Störungen des Darmes sehr oft viel zu günstige Befunde.

In der Regel genügt Kenntnis der Magendarmmotilität, der Säureverhältnisse des Magens, der allgemeinen Kotbeschaffenheit, also ein verhältnismäßig bescheidenes Rüstzeug, um klarzustellen, welche Rücksichtnahme der Chirurg bei seinen diätetischen Maßnahmen dem Magen und Darm schuldet. Natürlich können besondere Umstände zu feineren und ergänzenden Untersuchungen der Magen- und Darmverhältnisse nötigen.

Magensaftuntersuchung. Ergibt die erste Untersuchung des Magensaftes nach Probefrühstück (Ausheberung nach 20 Minuten) Fehlen von freier Salzsäure, so ist die Wiederholung des Probefrühstückes zu gleicher Tageszeit unter Anwendung stärkerer Lockmittel anzuraten. Sehr häufig findet man dann normale oder sogar superacide Werte. Während das Probefrühstück aus 2 Semmeln und leerem Tee besteht, dient als stärkerer Säurelocker eine Tasse reiner Fleischbrühe. Findet man auch dann Säuremangel, so bleibt noch die Möglichkeit verschiedener Sekretionsstärke im Ablauf des Tages; deshalb wird man nach einer an starken Säurelockern reichen, fleischhaltigen Probemahlzeit aushebern (3 Stunden post coenam) und wird gar nicht selten erst nach dieser Untersuchung normale oder gar superacide Werte des Chymus finden. Zur praktischen Klärung genügt dieses Vorgehen; auf

Histaminreiz und fraktionierte Ausheberung mit Alkohol-Coffein-Trunk usw. wird der Chirurg verzichten können.

Technik: Zu 10 ccm filtrierten Magensaftes werden einige Tropfen 0,5 proz. alkoholischer Dimethylaminoazobenzollösung und einige Tropfen 1 proz. alkoholischer Phenolphthaleinlösung zugesetzt. Titriert wird mit $^{n}/_{10}$-Natronlauge, und zwar die freie Salzsäure bis zum Umschlag der Rotfärbung in Gelb, die Gesamtacidität bis zum Umschlag der Kanariengelbfärbung in Lachsfarbe. Der Verbrauch von Lauge mit 10 multipliziert ergibt die Säurewerte.

Normalwerte: nach Probefrühstück freie Salzsäure . . . . bis 30,
Gesamtacidität . . . . bis 50.

Diese Zahlen bedeuten einen Säurewert von $\frac{30}{100}$ bzw. $\frac{50}{100}$ von $\frac{1}{10}$-Normalsalzsäure, die 0,365% Salzsäure enthält.

Falls keine freie Salzsäure vorhanden ist, tritt nach Zusatz beider Reagenzien sofort Gelbfärbung auf.

Zur Orientierung genügt die Probe mit *Kongopapier*, um freie Säure in einem Tropfen Magensaft nachzuweisen.

Freie Salzsäure:

Kongopapier:

Unverändert rot — keine freie HCl,
Blaufärbung — freie HCl (Farbenintensität abhängig von Säuremenge).

Das *Lakmuspapier* als Säureindicator unterrichtet über die Anwesenheit oder das Fehlen von Gesamtsäure (organische Säuren eingeschlossen).

Gesamtacidität:

Lakmuspapier:

Blaues Papier: rot — saure Reaktion,
Rotes Papier: violett — neutrale Reaktion,
Rotes Papier: blau — alkalische Reaktion.

Insbesondere sei hingewiesen auf *krankhaftes Verhalten der Darmverdauung*, woran auch Erkrankung der Leber, der Gallenblase, des Pankreas und anaphylaktische Zustände beteiligt sein können. Da schon die unmittelbare postoperative Ernährung darauf Rücksicht zu nehmen hat, sollte man stets — wenn nicht Gefahr im Verzug — die sorgfältige Ermittlung der tatsächlichen Verhältnisse dem operativen Handeln vorausschicken. Mit einfachen Mitteln, durch sinngemäße Verschiebung der Kostwahl, kann dann ohne Preisgabe ihrer speziell chirurgischen Aufgabe schon die postoperative Ernährung auf die Leistungsschwäche der Darmverdauung Rücksicht nehmen. Geschieht das nicht, so kann schon die postoperative Ernährung dem Darm schweren Schaden bringen. Es sei an die Frühdiarrhöen nach Gastroenterostomie und Magenresektion erinnert, die zwar manchmal auf anaphylaktischer (hämatogener) Fernwirkung beruhen, aber recht häufig auch auf übersehenen oder nicht beachteten vorausbestehenden Darmkatarrhen.

Aber weit über diese klare Notwendigkeit hinaus sollte der Chirurg berücksichtigen, daß sein operatives und unmittelbar postoperatives

Handeln bei allen Magenkrankheiten und bei zahlreichen Krankheiten anderer Abschnitte des Verdauungsapparates einen viel gesicherteren Dauererfolg haben wird, wenn vorausbestehende Nebenerkrankungen dieser Organe durch interne (praktisch genommen meist überragend diätetische) Behandlung geheilt oder mindestens stark zurückgedrängt sind. Dies zu erreichen, ist freilich nicht immer möglich.

Starre Kostformen, zugeschnitten auf bestimmte Operationen, darf es allen anderen Organen voraus, gerade nach Operationen am Magen, nicht geben. Stets sind alle anderen Verdauungsorgane mit zu berücksichtigen. Immerhin spielt auch die Art der Operation für die unmittelbare und für die fernere postoperative Ernährung eine bedeutsame Rolle, da die Leistungskraft des Darmes bei gewissen Operationsarten weit höher beansprucht wird als bei anderen.

b) Motilität und Sekretion und deren Ansprüche an die Diätetik bei typischen Operationsmethoden.

Die hauptsächlichen Typen der Magenoperationen wirken sich grundsätzlich verschieden auf die Geschehnisse im Magen und Darm aus, aber mit fließenden Übergängen und auch beeinflußt durch die besondere Lage bei der Einzelpersönlichkeit (Säure- und Motilitätsverhältnisse, funktionelle Leistungsfähigkeit des Darmes, des Pankreas, des Gallensystems, sonstige Komplikationen).

Hinsichtlich des Kostaufbaues unterscheiden wir Operationen, die Teile des Magens entfernen, von solchen, bei denen der Magen in seiner Gesamtheit erhalten bleibt. Operationen, die mit *Resektion* eines Magenteiles (nach Billroth I und Billroth II) einhergehen, bedingen weitgehende Änderung nicht nur der Mechanik, sondern auch des Chemismus der Verdauung. Operationen, bei denen *ohne Wegfall* eines Magenteiles zur Entlastung eine neue bzw. zweite Magen-Darmverbindung geschaffen wird, bringen vor allem operativ bedingte Veränderungen der Mechanik mit sich (Gastroenterostomie).

Gastrostomie schaltet nur den Kauakt und die Mundverdauung bzw. Speicheleinwirkung aus. Die dadurch entstehenden Nachteile sind immerhin vermeidbar, so daß das System „Magen-Darm-Verdauung" unverändert bleiben kann.

Gastroenterostomie (G.E.) verändert zunächst nur die Mechanik der Magenentleerung, verkürzt bald mäßigen, bald hohen Grades die Verweildauer der Ingesta im Magen, vermindert die Gründlichkeit peptischer Verdauung, kann zu Überschüttung des Darmes mit ungenügend vorbereitetem Material und mit schädlichen, peptisch wirkenden Säuremengen und -graden führen.

Etwa übermäßige Säureproduktion kann im Lauf der Zeit sich zurückbilden und sogar von verminderter Sekretion abgelöst werden

(Heilung eines „Reizkatarrhes“ des distalen Magenabschnittes, abgekürzte und verminderte Reizung dieser Zone, Gewöhnung der magensaftabscheidenden Fundusschleimhaut an geringere Beanspruchung und Leistung). Auf dieses erwünschte Geschehen muß diätetisch hingearbeitet werden, wobei Wegfall jeglicher Stauung im Magen Vorbedingung ist.

Resektion des Magens entfernt ein ansehnliches Stück der Sekretionszone und ist bestrebt, die Reizzone, von der die Lockreize auf Saftsekretion der Salzsäure-Pepsindrüsen erfolgen, mehr oder weniger auszuschalten. Grundsätzlich abweichend von der einfachen Gastroenterostomie werden also auch die Sekretionsverhältnisse und der Chemismus des Magens unmittelbar beeinflußt. Darin stimmen die Methoden nach Billroth I und II nebst allen ihren Modifikationen überein. Ein wesentlicher Unterschied zwischen Billroth I (Gastroduodenostomie) und Billroth II (Gastrojejunostomie) besteht darin, daß bei ersterer Operation der Eintritt des gesamten Mageninhaltes in den Darm der Einflußstelle von Gallen- und Pankreassaft weit nähergerückt und davon eine schnellere und stärkere Abstumpfung der für den Darm unerwünschten Salzsäure zu erwarten ist.

Für alle Magenoperationen, nach denen wegen Wegfalls der speichernden Magenfunktion die Ingesta ungeregelt und beschleunigt in den Darm gelangen, gilt als ernährungstechnisches Gesetz, daß man dem Magen keine Nahrung zuführen soll, deren unkontrollierbarer Übertritt den Darm mit schwer oder nicht erfüllbaren Aufgaben belasten, seine Schleimhaut dadurch reizen und schädigen kann.

Schon von diesem Gesichtspunkt aus ist scharf zu scheiden zwischen früher postoperativer Periode und späterer Zeit. Denn es ist eine bereits alte Erfahrung, daß allmählich der Darm sich an eine Beschickung mit theoretisch für ihn ungeeignetem Material gewöhnt und dabei stellvertretend für den Magen eintritt. Diese Anpassung kann mehr oder weniger weit gehen. Sie ist manchmal bewundernswert vollkommen. Manchmal läßt sie lange oder dauernd vieles zu wünschen übrig, woran vor allem vorausgegangene Krankheiten und Komplikationen schuld sein können.

Die Anpassung der Darmverhältnisse an die neue Lage wird sowohl bei einfacher Gastroenterostomie, wie bei den Resektionsoperationen häufig, aber nicht stets, dadurch erleichtert, daß der motorische Mechanismus des Magens sich doch wieder auf eine gewisse Speicherungsfähigkeit und schubweises Entleeren durch den künstlichen Ausgang einstellt.

Des weiteren fordern die Säureverhältnisse Rücksicht auf die Ernährungsform. Nach Gastroenterostomie mindert sich bei günstiger Entwicklung der Dinge allmählich der anfangs noch unverminderte Safterguß auf die Ingesta. Andererseits kann bei sub- und anacider Gastritis des Pepsin und Säure liefernden Abschnittes auch eine Erholung des Drüsenapparates eintreten, wie es bei solchen Gastritiden unter interner schonender Diätbehandlung auch vorkommt.

Bei der wie üblich weitgehenden *Resektion* versiegt dagegen zunächst die Pepsin-Salzsäuresekretion weitgehenden Maßes, so daß man es praktisch genommen mit *Anacidität* bzw. *Achylie* zu tun hat. In dieser Zeit ist Darreichen von Material, das der Säureeinwirkung bedarf, unzweckmäßig, da es sich durch Lockreiz auf das zur Zeit gelähmte Sekretionsorgan sogar schädlich auswirken kann. Daraus ergibt sich unbedingt Verzicht auf *Rohmaterial* und auf solche Arten *gekochter* Nahrungsmittel, die der Einwirkung der Magensalzsäure bedürfen.

Aber die Reizzone ist ja nicht die alleinige Triebkraft für Saftsekretion der Fundusdrüsen. Auf die neurogenen und hämatogenen Reizquellen sprechen die zuständigen Drüsen später wieder an, so daß der Magen seine *peptische Kraft wieder gewinnt*, teils in mäßigem und erwünschtem, teils sogar in unerwünscht hohem Grade. Auch der Darm gewinnt der Säure gegenüber bei günstigem Gange der Dinge später erhöhte Widerstandskraft, woran sicher hohen Maßes vikariierend verstärkende Leistung des Pankreas mit beteiligt ist.

Wir haben es also in der operationsnahen Zeit und nach einer verschieden lang dauernden Anpassungsperiode in operationsferner späterer Zeit mit ganz verschiedenen Verhältnissen und Ansprüchen an die Ernährung zu tun.

Die *Frühperiode* verlangt weitgehende Schonung, in der *Spätperiode* darf die Ernährung, unter Vermeidung plötzlicher Übergänge und jeglicher Überlastung, schon mit stärkerer Belastungsfähigkeit des Magens und Darmes rechnen.

Die Schonung in der Frühperiode ist um so wichtiger, als wir zu dieser Zeit nicht nur den Darm vor Überschwemmung mit ungeeignetem Material schützen, sondern auch die selten völlig fehlenden Gastritiden heilen wollen. Dazu dienen diätetische Methoden, die denen in der internen Medizin bei Gastritiden angewandten nahestehen, darüber hinaus aber noch die operative Verwundung, den operativen Shok und den Darm berücksichtigen müssen.

Wir besprechen gesondert die Ansprüche an die Ernährungsform bei den wichtigsten Operationstypen in operationsnaher Zeit, während wir die Ansprüche in operationsferner Zeit zusammenfassend erörtern.

c) Magenresektion nach Billroth II.

Die Magenresektion nach Billroth II mit allen ihren Modifikationen ist von den klassischen Operationsmethoden diejenige, welche in vollstem Maße Rücksicht auf das diätetische Vorgehen verlangt.

Die zwei Drittel des Magens umfassende Resektion hebt die Funktion als Speisebreispeicher auf.

Ohne Peristaltik erfolgt anfangs beschleunigter Transport durch die breite Anastomose direkt in den Dünndarm.

Die ausgedehnte Resektion entfernt einen Großteil säureproduzierender Magenschleimhaut; deshalb besteht anfangs völlige Anacidität bei normalen Sekretionsverhältnissen im Duodenum.

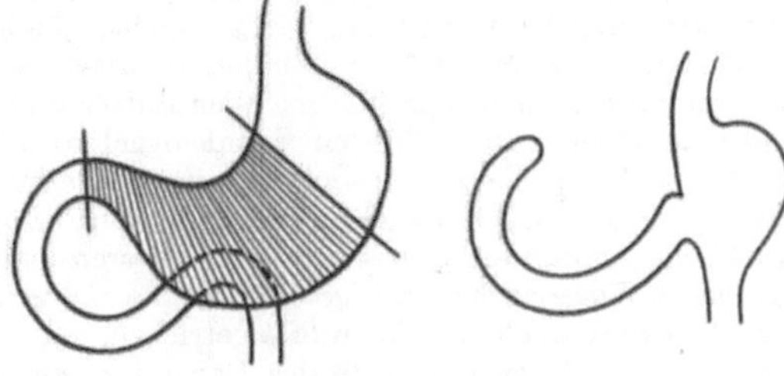
Abb. 1. Resektion B II.

Nach mehreren Wochen stellt sich eine gewisse Speicherfähigkeit mit schubweiser Entleerung wieder ein. Ebenso tritt nach kurzer Zeit Säuresekretion wieder auf.

Zufluß von Gallen- und Pankreassaft aus dem Duodenalstumpf ist verzögert, durch auftretende Spasmen unter Umständen erschwert.

Wegfall der Speicherfunktion und beschleunigte Entleerung verlangen kleine Mengen völlig gar gekochter, küchentechnisch derart vorbereiteter Speisen, daß sie in lockerer Beschaffenheit in den Darm gelangen.

Die Anacidität verlangt möglichste Ausschaltung von Säurelockern, Verzicht auf Rohmaterial und vor allem Einschränkung der Eiweißzufuhr, soweit hierbei vorbereitende Magensafteinwirkung nötig ist.

Die allmählich wieder auftretende Speicherfähigkeit und ebenso das Wiederauftreten von Salzsäure erlauben entsprechende Erweiterung der Kost in Form einer Zulage von Fett- und Eiweißmaterial in kaufähiger Form.

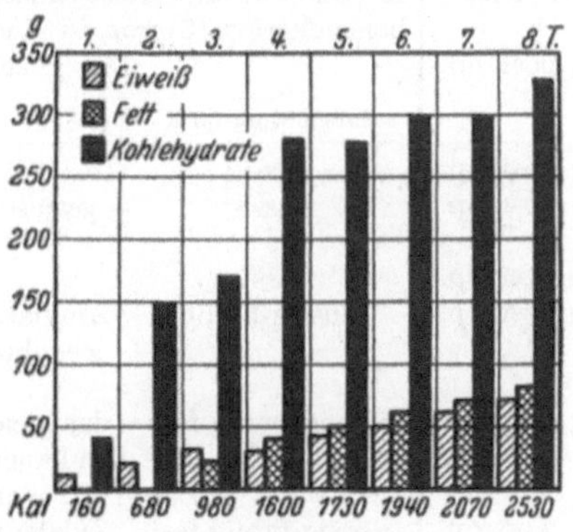

Abb. 2[1].

Ernährung. Bei der Auswahl der Nährstoffe wird das *Kohlenhydrat* bevorzugt, Fett in mäßigem Grad, Eiweiß weitestgehend beschränkt (vgl. Calorienkurve Abb. 2).

Theoretisch scheint die Verteilung der Nährstoffe in dieser Weise gerechtfertigt und ist an sich geläufig. Wenn trotzdem nicht von allen Seiten gleich gute Erfolge berichtet werden, so liegt dies vorwiegend an Fehlern der *Küchentechnik*. Es nützt wenig, viel Kohlenhydratträger zu verordnen, wenn sie küchentechnisch mangelhaft oder sinnwidrig

[1] Lapp, F. W., u. H. Neuffer: Ulcusresektion und ihre Nachbehandlung. Dtsch. Z. Chir. **231**, H. 5 u. 6 (1931).

zubereitet werden. Deshalb möchten wir auf einige küchentechnische Einzelheiten hinweisen, da oft durch kleine Zubereitungsfehler der Sinn der Kost gestört wird.

Der Arzt gibt oft seiner Meinung nach *eindeutige* Verordnungen in die Küche, die dort nach *verschiedenen* Rezepten hergestellt werden können. „Schleimsuppe" allein als ärztliche Verordnung genügt nicht. Sie könnte hergestellt werden mit Fleischextraktzusatz auf einer Bouillongrundlage, also mit ausgesprochenen Säurelockern, oder unter Zusatz von reichlich Butter und Rahm, wie man sie als Mastsuppe für einen unterernährten Kranken gebraucht. Unserem Zweck dient hier als „Schleimsuppe" eine *kohlenhydratreiche Flüssigkeit ohne* Beigabe ausgesprochener *Säurelocker* und in der Regel *frei von Fett.* Butter und Rahm dürfen nur auf ausdrückliche Anordnung zugesetzt werden. Bereitung: Hafer, Gerste oder Reis usw. werden in *Wasser* sehr *lange gekocht,* bis sie weitgehend aufgespalten sind. Dann wird die ganze Masse durch ein *Sieb* getrieben, um eine möglichst breite Oberfläche für den Angriff der Fermente des Darmes zu sichern. Aus diesen Grundsätzen heraus entwickelt sich für die Küche ein feststehendes Kochrezept und -verfahren.

Nach Einschalten eines postoperativen *Fasttages* mit Flüssigkeitsversorgung durch Dextrose- oder Dextrin-Tropfklysma wird die Kost in zunächst flüssiger, dann breiiger, schließlich fein gehackter Form zugeführt.

Die folgende Tabelle gibt eine Anleitung für den Kostaufbau, wie wir ihn schon a. O. empfohlen haben, mit Nährstoff- und Calorienberechnung.

Tabelle 1. Speisezettel.
(Praktische Durchführung s. S. 107.)

Operationstag:	Rectale Zufuhr von isotonischer Flüssigkeit: Traubenzuckerlös. (5-proz. in einer Menge v. $1-1^1/_2$ l).		Calorienzahl[2]			
1. Tag post op.	Das gleiche.					
	Zubereitungsform	Kostaufbau	Eiweiß	Fett	K.H.	Cal.
2. Tag post op.	flüssig	gesüßter Tee	—	—	15	60
3. Tag post op.	flüssig	gesüßter Tee u. Amylaceensuppen[1]	9,5	2,5	115	490
4. Tag post op.	flüssig	das gleiche	12	3,3	138	650
5. Tag post op.	flüssig-breiig	Amylaceensuppen und Amylaceenbreie (z. B. Mondaminbrei)	30	17,5	250	1230
6. Tag post op.	flüssig-breiig-fest	das gleiche und Weißbrot, gut zu kauen (Weißbrot altbacken oder schwach geröstet)	36	25	270	1450
7. Tag post op.	flüssig-breiig-fest	Zulage von Fett und Eiweiß, Gemüsepüree (z. B. Butter in Spinat, Topfenkäse)	50	60	335	2200
8. Tag post op.	flüssig-breiig-fest	Zulage von Aufstrichbutter u. Fleisch	68	57	450	2600
9. Tag post op.	flüssig-breiig-fest	das gleiche	70	80	470	2900

[1] Stärketräger wie Hafer, Gerste, Reis, Grieß usw.

[2] Menge der Nahrungsmittel, auf die sich die Calorienrechnung bezieht, siehe praktische Durchführung S. 107.

Die praktische Durchführung vgl. S. 107. Der beschriebene Kostaufbau läßt sich der seltenen Komplikation von Diabetes mell. mit operationsbedürftigem Magenulcus anpassen (s. S. 93, 124, VI.).

d) Magenresektion nach Billroth I.

Die operativ geschaffenen Verhältnisse nach Billroth I bieten in diätetischer Beziehung insofern eine Verschiedenheit gegenüber Billroth II, als der Speisetransport direkt in das Duodenum erfolgt. Somit entfällt die Schwierigkeit verzögerten oder erschwerten Zuflusses von Gallen- und Pankreassaft. Außerdem ist durch Röntgenuntersuchungen bekannt, daß nach Billroth I das Duodenum bis zur Flexura duodenojejunalis sich erweitern kann und den Speisebrei länger speichert. Damit wird der kleine Magenrest und der „Nachmagen" des Duodenums zu einer funktionellen Einheit und rechtfertigt früher größere Zulage von Fett.

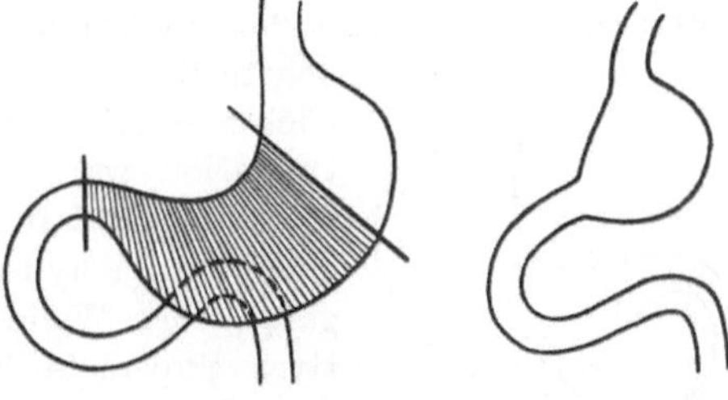

Abb. 3. Resektion B I.

Ernährung. Grundsätzlich kann bei Billroth I dieselbe Ernährungsweise wie die von uns für Billroth II angegebene Anwendung finden. Fett läßt sich bereits am 5. Tage in einer Menge von 10 g, die dann rasch gesteigert werden kann, zulegen.

e) Subtotale und totale Magenresektion.

Subtotale Magenresektion bringt gegenüber der $^2/_3$-Resektion für den postoperativen Verdauungsablauf nur den Unterschied mit sich, daß ein noch größerer Magenanteil entfernt ist.

Ernährung. Der Kostaufbau, vor allem der Übergang von flüssiger zu festerer Nahrung, wird langsamer vorgenommen; denn man wird länger als nach $^2/_3$-Resektion mit beschleunigter, sogar mit Sturzentleerung zu rechnen haben. Ebenso wird Zulage von Fett- und Eiweißträgern erst später gegeben.

Beispiel: 48jähriger Patient. Seit 10 Jahren Ulcusbeschwerden. 13 kg Gewichtsabnahme. Blut im Stuhl positiv. Magensaftuntersuchung: freie HCl 53, Gesamtacidität 68. Röntgenbefund: in der Mitte der kleinen Kurvatur fast fingernagelgroße Ulcusnische. Op.: In das Pankreas penetrierendes callöses Ulcus in der Mitte der kleinen Kurvatur und Ulcus der Vorderwand des Duodenums. Lösung des Ulcus vom Pankreas. $^4/_5$-Resektion des Magens, Verschluß des Duodenalstumpfes, Anlegen einer retrocolischen End-zu-Seit-Anastomose zwischen kleinem Magenstumpf und oberster Jejunumschlinge. Ungestörter postoperativer Verlauf.

Der Kostaufbau folgte bis zum 6. Tag dem geschilderten Verfahren (S. 107), dann wurde die dort gestattete Zulage von Eiweiß und Fett noch hinausgezögert, d. h. die Kost blieb 2—3 Tage auf dem Stand des 6. Tages stehen. Erst am 11. Tag erreichte die Zulage die gleiche Höhe.

Für die *totale* Magenresektion lassen sich einheitliche Grundsätze nicht aufstellen, da die neu geschaffenen Speisetransportverhältnisse von Fall zu Fall zu stark voneinander abweichen. Röntgenuntersuchung zeigt verschiedenste Bilder. Entweder ist der untere Speiseröhrenanteil zu einem „Vormagen“ erweitert oder es verweilt der Speisebrei im unteren Ileum nach raschem Durchlaufen der oberhalb gelegenen Darmpartien.

f) Gastroenterostomie (G.E.).

Anders als bei den bisher besprochenen Operationen stellt sich bei Gastroenterostomie der Verdauungsmechanismus als Ganzes betrachtet ein.

Bei der Gastroenterostomie (G.E. r.p. und G.E. a. a. + BRAUNsche Enteroanastomose) läßt die Operation die Säureproduktionsfläche unangetastet. Die Magensaftsekretion besteht zunächst in gleicher Weise fort, wie sie vor der Operation war. Zwischen reichlicher Sekretion stark sauren Saftes und spärlicher Sekretion anaciden bzw. achylischen Saftes kommen alle Übergänge vor. Wenn postoperativ, trotz präoperativer Superacidität, subacide Werte vorliegen, so erklären sich diese durch Abfließen von Magensaft bzw. Magenchymus aus der Anastomose. Wenn außerdem noch Gallen- und Pankreassaft in den Magen eindringen, wie es oftmals der Fall ist, kommt zu dem Säureverlust noch Säuredämpfung dazu.

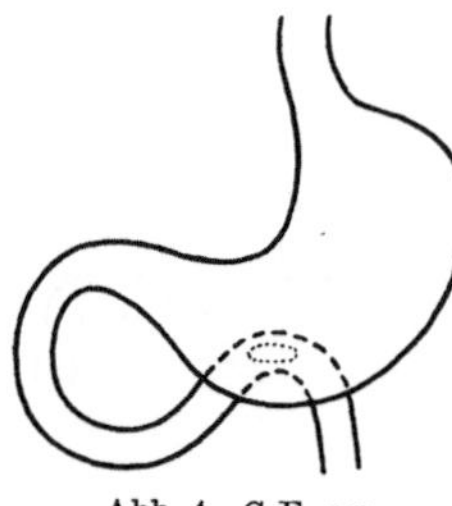

Abb. 4. G.E. r.p.

Das Speicherungsvermögen des Magens ist anfangs Flüssigkeiten gegenüber fast ebenso gering wie bei Resektionen; nichtflüssigem, stückigem Material gegenüber meist von vornherein besser, da der Magenraum nicht verkleinert ist. In späterer Zeit tritt das noch deutlicher hervor, so daß der Magen nach mittelgroßer Mahlzeit erst nach durchschnittlich $1-1^1/_2$ Stunden entleert zu sein pflegt, teils durch die Anastomose, teils durch den Pylorus.

Ernährung. Die Ernährung hat sich im wesentlichen nach der vorliegenden Grundkrankheit zu richten.

Liegt ein *Ulcus* vor, das auch weiter von der Nahrungsflüssigkeit bespült wird und von dem aus die Magen- und Duodenalmotilität im Sinne der Neigung zu regelwidrigen Spasmen beeinflußt wird, so ist auch jetzt noch die grundsätzliche Durchführung einer strengen Ulcuskur erforderlich (s. S. 109). Nachweisbare Blutungsneigung ist dabei besonders zu berücksichtigen.

Zeitgemäßer ist es, darauf hinzuweisen, daß bei zahlreichen gastroenterostomierten Ulcuskranken wahre *superacide Magenkatarrhe* bestehen. Diese Reizkatarrhe sind auch ohne Ulcus häufige Ursache ernster Beschwerden (sog. Superaciditätsbeschwerden), täuschen oft Ulcus vor und erwecken den Verdacht auf Ulcus, was um so verständlicher ist, da sich Ulcus wie Magenkatarrh sehr oft in der präpylorischen Zone abspielen. Solche Reizkatarrhe nach den diätetischen Regeln der internen Medizin zu heilen, ist eine hervorragend wichtige Aufgabe, denn sie sind weit häufigeren und höheren Maßes als fortbestehendes Ulcus eine Quelle nicht nur überdauernder Beschwerden, sondern auch des gefürchteten Ulcus pepticum jejuni.

Des weiteren kommen aber *sub- und anacide Katarrhe* des Magens recht häufig in Betracht, nicht nur bei solchen Kranken, die wegen Carcinom operiert, sondern auch bei solchen, die wegen Ulcus und narbiger Stenose gastroenterostomiert wurden. Denn Ulcus ist nicht ohne weiteres mit Superacidität vergesellschaftet. Auch diese Form von Magenkatarrh bedarf stärkerer Beachtung, weil ihr Fortbestehen für den Darm eine dauernde Gefahr ist.

Die erste Sorge, dem Überdauern der Magenkatarrhe nach Gastroenterostomie entgegenzutreten, untersteht dem Chirurgen. Die weitere, sich oft noch über Wochen und Monate hinziehende Behandlung sollte dem Internisten überwiesen werden.

Nur die *einleitende Fürsorge* interessiert uns hier. Wenn keine besonderen Umstände Abweichendes verlangen, wird sich die Ernährung in der Frühperiode nach G.E. bei narbiger Pylorusstenose am besten des bei B II (s. S. 107) angegebenen Kostaufbaues bedienen. Wir möchten dies auch auf G.E. wegen Pyloruscarcinom übertragen, wenigstens in bezug auf die ersten 4—5 Tage. Man wird hier aber, ebenso wie bei subakuten Katarrhen des Magenfundus und wegen Gefahr gastrogener Infektion des Dünndarmes später als bei norm- und superacider Sekretion, die Kost mit Fleisch anreichern.

Ein gewisser, aber freilich nicht unbedingt zuverlässiger Wegweiser für Statthaftigkeit der Fleischzulage ist das Verhalten der Indicanreaktion im Harn. Bei starker Indicanurie als Zeichen der Eiweißfäulnis im Darm beschränke man sich zunächst lieber noch auf leichter zu verarbeitende Eiweißkörper wie Milch (Milch, ihre Abkömmlinge und Abarten); erst später Eier und noch später Fleisch. Es gibt Gastroenterostomierte, namentlich aus der sub- und anaciden Gruppe, aber gelegentlich auch aus der superaciden Gruppe, die auf jede Fleischzulage mit mächtiger Indicanurie reagieren, ein wichtiges und bequemes Warnungssignal (Indicanreaktion s. S. 39).

Beispiel: 71 jähriger Patient. Klinisch und röntgenologisch feststellbare Pylorusstenose. Op.: An der Vorderwand des Pylorus narbige Stelle, an die das große Netz herangezogen ist. Hinterwand des Magens an das Pankreas fixiert. In Anbetracht des hohen Alters wird von einer Resektion abgesehen und eine G.E. r. p. angelegt.

Da es sich um eine narbige Pylorusstenose handelte, wurde nach dem für B II üblichen Kostaufbau vorgegangen, störungsloser Verlauf und Dauererfolg erzielt.

Praktische Durchführung s. Kostverordnung für B II S. 107.

g) Gastrostomie.

Bei der Gastrostomie sind meist Magen und abhängiger Verdauungsschlauch als gesund und leistungsfähig zu betrachten, so daß die Nahrungsauswahl sich in ihrer Zusammensetzung sehr bald einer Normalkost angleichen kann.

Die Anpassung an den Einzelfall wird den Kostausbau verschieden rasch zu ausreichender Ernährung ausgestalten lassen, ja auch beim Carcinom werden auf diese Weise noch Masterfolge erzielt werden können.

Falls die Magensaftsekretion in Mitleidenschaft gezogen ist (oft Sub- oder Anacidität bei Carcinoma oesophagi), wird die Kost dieser Tatsache durch Vermeiden von Rohmaterial und Einschränken von Eiweißmaterial, insbesondere von Fleisch, und unter Bevorzugung von Kohlenhydraten gerecht werden.

Bei Stenosen des Oesophagus, die Anlage einer Gastrostomie erfordern, ist präoperative Magensaftuntersuchung meist unmöglich. Man wird sich aber postoperativ über die Säureverhältnisse von der Fistel aus leicht unterrichten können. Man saugt mittels Spritze 15 Minuten nach Einflößen von Fleischbrühe Mageninhalt durch den Fistelschlauch an und prüft die Säureverhältnisse mit Kongo- und Lackmuspapier (siehe S. 25).

Der Entleerungsmechanismus des gastrostomierten Magens richtet sich nach der Anlage der Fistelstelle, durch die in einer für den Magen ungewohnten Weise flüssige Nahrung auf die Magenwand auftrifft. Gelegentlich beobachtet man ausgesprochene Pylorusinsuffizienz und somit rasche Entleerung. Es erscheint die Anlage der Fistelstelle im Fundusteil am geeignetsten und für die Magenmechanik am schonendsten. Es entspricht dies auch dem physiologischen Geschehen beim Essen und Trinken. Bei Beginn der Ernährung ist der Magen unbedingt noch vor starker Belastung zu schützen; nur kleinere Flüssigkeitsmengen dienen der Entfaltung des durch Fasten engen und wenig aufnahmsfähig gewordenen Magens.

Ernährung. Anfänglich gibt man zweistündlich Mengen bis zu 250 ccm Nährflüssigkeit, deren Konsistenz von der Dicke des Schlauches abhängt. Sehr bald läßt sich die Kost erweitern zu einer calorisch- und eiweißreichen Normalkost (falls nicht Anacidität besteht), die lediglich sondenpassabel sein muß, wobei als Grundlage Milch, Fleischbrühe, Fleischtee, Eier, verkochte Mehle, Wein, frisch ausgepreßte Fruchtsäfte und Zucker dienen. In der späteren Zeit kann je nach Weite und

Durchgängigkeit des Schlauches auch Mus von Gemüse, gekochtem Obst und Aufschwemmung feinst gehackten Fleisches gegeben werden.

In diesem Zusammenhang sei auf einen *technischen Kunstgriff* hingewiesen, der die Durchgängigkeit des Schlauches erhält. Wenn man, wie meist üblich, den Schlauch mittels querdurchgesteckter Nadel befestigt, so wird dann, wenn bereits feinbröckelige Nahrung, z. B. zerkrümeltes Brot und fein gehacktes Fleisch, eingeführt wird, durch Hängenbleiben von Speiseteilchen an der Nadel Passagestörung auftreten. Auch faulige Zersetzung oder Gärung kann Folge solcher Unreinlichkeit sein. Es ist zweckmäßig, über den Fistelschlauch an seiner Austrittsstelle aus der Bauchwunde ein Stückchen etwas stärkeren Schlauches zu stülpen und die Nadel nur durch diesen Manschettenschlauch zu führen, so daß das Lumen des Fistelschlauches zur Nahrungspassage völlig frei bleibt. Außerdem bleibt der Fistelschlauch bei diesem Vorgehen unversehrt; Aussickern von Schlauchinhalt wird vermieden (Vermeidung von entzündlichen Reizzuständen an der Fistelstelle, vgl. Jejunostomie). Wird die Fistelstelle undicht, so ist es zweckmäßig, zwischen den Mahlzeiten den Schlauch für mehrere Stunden wegzulassen, um mäßige Verengerung des Fistelkanales zu erwirken.

Im einzelnen verweisen wir auf zwei Beispiele des Kostaufbaues; dort auch Hinweise für die praktische Durchführung:

a) Gastrostomie bei normacidem Magen (s. sondenpassable Normalkost S. 110);

b) Gastrostomie bei anacidem Magen (Kostaufbau s. S. 111).

Da in der Regel die Oesophaguspassage für kleine Flüssigkeitsmengen nicht vollkommen gesperrt ist, sollte man nie verabsäumen, den Patienten schmackhafte Flüssigkeiten trinken zu lassen. So kann man einen wenn auch nur geringfügigen Ersatz für den Ausfall der Geschmacksreize bieten. Dagegen hat sich der Versuch, gut gekaute und eingespeichelte Nahrung durch Trichter und Sonde „in den Magen spucken“ zu lassen, nicht bewährt, da Hygiene und Appetitlichkeit notleiden.

h) Komplikationen nach Magenoperationen.

1. Erbrechen. Man unterscheidet das unmittelbar im Anschluß an die Operation auftretende Früherbrechen von dem erst im späteren postoperativen Verlauf auftretenden Erbrechen. Das *Früherbrechen* tritt zu einer Zeit auf, wo die Ernährung noch nicht eingesetzt hat und ist daher als reine Narkose- und Operationsfolge anzusehen. Es wird fast immer mit Blut und Galle vermischter Magen- und Darminhalt erbrochen. Das *Späterbrechen* läßt viel eher an Ernährungsfehler denken. Überladen des Magens, dazu noch mit ungeeigneten Nahrungsstoffen, führt rascher als bei unversehrtem Magen zum Erbrechen. Hierher gehört vor allem der Versuch voreiliger Mast. Ebenso kommt es gelegentlich nach peroraler Medikation zu Erbrechen.

Wenn es trotz geeigneter Ernährung im späteren, zunächst ungestörten postoperativen Verlauf zu Erbrechen kommt, ist an Retention von Intoxikationsprodukten im Magen zu denken, so vor allem beim Gastroenterostomiemagen mit zurückgelassenem schmierig belegtem callösem Ulcus oder zerfallendem Carcinom, ebenso wie beim resezierten Carcinommagen. Gerade diese Form des Späterbrechens ist häufig mit Diarrhöen verknüpft. Auch die Möglichkeit peritonitischer Reizung ist nicht außer acht zu lassen.

Weitere Ursachen des Späterbrechens können mechanische Hindernisse der Magenentleerung sein: Spätverengerung des Anastomosenringes; postoperative Adhäsionen; Ulcus pepticum jejuni mit krampfiger Einstellung des absteigenden Schenkels; Jejunalkrampf ohne Ulcus. Die Ursache braucht aber gar nicht im Magen zu liegen. Krankhafte Zustände sämtlicher subdiaphragmaler Organe bringen häufig Erbrechen mit sich, wobei namentlich an Subileus durch abknickende postoperative Adhäsionen zu denken ist.

Auch neurogenes Erbrechen, bedingt durch Übererregbarkeit des Brechzentrums, kommt vor, wobei der Auslösungsmechanismus durchaus gleichartig ist wie bei sonstigem Erbrechen. Hierher gehört auch das Erbrechen bei Hysterischen und bei beginnender Schwangerschaft.

Ernährung. Das *Früherbrechen* verlangt völliges Verschonen des Magens mit Nahrung; an ihre Stelle tritt rectale Dextrosezufuhr (siehe S. 23). Falls das Erbrechen kein Zeichen beginnender Peritonitis war, die unter Umständen zu neuem operativem Vorgehen zwingt, pflegt es nach kurzer Zeit aufzuhören. Bei Wiederaufnahme der Ernährung durch den Magen gehe man zunächst mit sehr kleinen Einzelmahlzeiten vor (etwa 50 ccm Flüssigkeit); sehr zweckmäßig auch mit völlig reizlosem, von der Apotheke hergestelltem schleimigem Salepdekokt[1].

Wenn wir nur die mit anatomischen und funktionellen Störungen des Magens zusammenhängenden Formen des *Späterbrechens* in Betracht ziehen, so ergeben sich folgende diätetische Ratschläge (über das Ulcus pepticum jejuni selbst s. S. 44):

a) Zunächst Aussetzen *jeglicher Ernährung* auf 1—2 Tage. Nach Bedarf Tropfklysmen, falls sie behalten werden, was allerdings bei Verbindung mit Diarrhöen fraglich ist. Gegebenenfalls statt der Tropfklysmen Versorgung des Körpers mit Wasser durch intravenöse Traubenzuckerinfusionen (bis 10proz.) oder durch subcutane Traubenzuckerinfusionen (5proz). Meist genügen 1—2 Fasttage, das Erbrechen ganz zu stillen. Evtl. Magenspülung.

b) Bei Wiederaufnahme der Magenernährung flüssige, den Magen schnell verlassende und etwaige Stenosen leicht überwindende Kost. Dabei eignen sich am besten Zuckerwasser und noch besser Fruchtsäfte, die nachdrücklicher auf Zersetzungsprozesse einwirken als Lösungen antiseptischer Medikamente.

---

[1] Mucilago Salep offizinell: 1 Teil Salep auf 10 Teile kaltes und 90 Teile siedendes Wasser.

c) Bei jejunalen Reizzuständen sind schleimige Dekokte vorzuziehen (Salep), feines Gerstenmehl, *keine Milch*; alles das ungesalzen, weil mit größter Wahrscheinlichkeit entzündliche Zustände vorliegen.

d) Weiterer Aufbau: Ernährungsweise der ersten postoperativen Tage und allmählicher Wiederaufbau der Kost.

(Bevor nicht alle diätetischen Maßnahmen erschöpfend angewandt sind, ist auf Anwendung der sonst wertvollen subcutanen Injektion von Scopolamin [nicht mehr als 1—2mal am Tage 0,0002] zu verzichten. Hierbei sei auch an die präoperative Coffeininjektion zur Verhütung des postnarkotischen Erbrechens erinnert.)

2. Durchfallserkrankungen. Man muß in Betracht ziehen, daß Durchfallserkrankungen bei Magengesunden ebenso wie bei Magenkranken (Magenoperierten) auftreten können, ohne daß die Krankheitsursache im Verdauungstrakt selbst zu suchen ist. Diese Form der Durchfälle ist recht häufig neurokonstitutionellen Ursprunges und steht nicht in Beziehung zu der veränderten Magenmechanik. Auf *toxischer* und auf *endokriner* Unterlage (z. B. Basedow) kommen gleiche Erscheinungen vor, und auch die mit der Operation verbundenen seelischen, körperlichen und äußeren Umstände können sie nach sich ziehen. Sie erschweren dann die unmittelbar notwendige Flüssigkeitsversorgung des Operierten. Es kommt für dieselbe subcutane oder intravenöse Traubenzuckerinfusion in Betracht (unter Umständen Scopolamin, s. oben).

Die Beschleunigung des Kotlaufes im Dickdarm hindert die Eindickung des aus dem Ileum einströmenden Chymus und der auf die Ingesta ergossenen Säfte. Es handelt sich nur um eine Verwässerung des Dickdarminhaltes und des Kotes, während die chemischen Vorgänge ganz normal bleiben. Immerhin geht ein gewisser Teil nutzbaren Materiales durch beschleunigten Transport verloren. Dagegen braucht beschleunigter Lauf der Ingesta durch den Dünndarm nicht im geringsten das Entstehen von Diarrhöen zu veranlassen, wenn zwar er solche veranlassen kann.

Was man aber unter *postoperativen diarrhoischen Erkrankungen* des Darmes versteht, ist in der Regel *wahre Dyspepsie* und — abweichend von früherer Anschauung — immer mit *entzündlichen Vorgängen* (Darmkatarrh) verknüpft.

Von ihnen interessieren den Chirurgen unmittelbar am meisten die *frühpostoperativen* Durchfälle, während die spätpostoperativen Diarrhöen fast ausschließlich den Internisten zu beschäftigen pflegen. Andererseits kann der Chirurg durch geeignete Form der Ernährung gerade in operationsnaher Zeit vieles dazu beitragen, späteren diarrhoischen Erkrankungen vorzubeugen.

Wenn wir von den shokartig zu deutenden neurogenen Diarrhöen absehen (s. oben), beruhen die postoperativen Frühdiarrhöen auf einem

Überraschungseffekt auf den Darm. Die veränderte Mechanik der Darmbeschickung mit Ingesta bringt plötzlich neue Aufgaben für die mechanische und chemische Bedienung des Speisebreies. Ungewohnte Reize dringen auf den Darm ein, was sich in stürmischer motorischer Erregung der Peristaltik und in unvollkommener Verdauung der Ingesta auswirkt und die Schleimhaut in einen Zustand versetzt, für den es falsch wäre, den Namen Entzündung nicht zu gebrauchen. Infektion des sonst nur harmlose und auf das unterste Ileum beschränkte Mikroben beherbergenden Dünndarmes erfolgt sicher, wie bei den überwiegend häufigsten Formen aller Enterocolitiden, meist aufsteigend vom Dickdarm her und nicht absteigend vom Magen aus. Trotz vorsichtigster Ernährung wird man diese üblen Folgen nicht immer verhüten können, da Empfindlichkeit und Anpassungsfähigkeit überaus verschieden sind. Menschen, die zu entzündlichen Reizzuständen des Darmes neigen, werden davon am leichtesten betroffen. Des weiteren ist zu beachten, daß einmaliger Darmkatarrh den Boden vorbereitet für leichteres Entstehen zukünftiger Katarrhe, ein Gesetz, das in bezug auf das Bronchialsystem jedem Arzte und Laien geläufig ist. Dafür ist Vorbeugen und schnelles Beseitigen eines trotz aller Vorsicht entstehenden Frühkatarrhes des Darmes von großer Wichtigkeit.

Man pflegt die dyspeptischen Störungen bei Durchfallserkrankungen in *Fäulnis-* und *Gärungsdyspepsien* einzuteilen. Bei ersteren vollziehen sich die krankhaften Fermentationen vorwiegend an dem eiweißhaltigen Material der Ingesta und der Verdauungssäfte, bei letzteren vorwiegend am Material aus der Kohlenhydratgruppe, worunter die Verdauung und Resorption pflanzlichen Stützmateriales (Cellulose, Hemicellulose usw.) mehr leiden als die von Stärke und Zucker. *Welche Form der Dyspepsie entsteht, hängt, wenn keine Stenosen vorliegen, weitgehend ab von Art der Nahrung.*

Dabei ist wesentlich, entsprechend der vorliegenden Störung, seien es Gärungs- oder Fäulnisprozesse, die Nahrungsauswahl derart zu treffen, daß möglichst gärungs- oder fäulnisfähiges Material ausgeschlossen wird. Einfachste Untersuchung (Technik s. unten) ermöglicht Feststellung der vorliegenden Störung. Allerdings kann man erleben, daß bei der zwangsläufig kohlenhydratreichen Antifäulniskost eine Gärungsdyspepsie auftritt und umgekehrt, ohne daß der krankhafte Vorgang an der Darmschleimhaut selbst sich zu ändern braucht. Nur gilt als durchgehende Regel, daß bei postoperativen Frühdiarrhöen die *Fäulnisdyspepsie* bei weitem überwiegt, weshalb der Kostaufbau nach B II vorbeugend in den ersten Tagen u. a. auch diese Gefahr mitberücksichtigt.

Das Überwiegen der Fäulnisdyspepsie bei den Frühdiarrhöen hängt damit zusammen, daß sich teils wegen völligen Nahrungsausschlusses, teils wegen der schnellen und vollständigen Resorption etwa dargereichter Kohlenhydrate gar kein gärungsfähiges Material im Darm befindet. Dies veranlaßt auch schnelle Verkümmerung der gärungserregenden Mikrobenflora. Wohl aber befinden sich im Darm unter Umständen, z. B. bei mangelhafter Darmentleerung, fäulnisfähige Kotreste; ferner wirkt sich etwaiger Reizzustand der Darmschleimhaut in reichlicher Sekretion der stark fäulnisfähigen Darmsäfte aus. Deshalb wird außer anderen Gründen reichliche Zufuhr von Kohlenhydraten vor Großoperationen am Verdauungstrakt empfohlen.

Es folgen zunächst Angaben über Beschaffenheit des Kotes und Untersuchungsmethoden.

Schon der Gegensatz: Fäulnis am Eiweißmaterial, Gärung am Kohlenhydratmaterial verlangt verschiedenes diätetisches Vorgehen. Deshalb sei das notwendige diagnostische Rüstzeug kurz angeführt, das neben klinischer Untersuchung die Differentialdiagnose: Fäulnis oder Gärung stellen läßt. Als Richtschnur dient das Verhalten des Stuhles nach *Darmprobekost* (s. S. 111).

Fäulnisstuhl zeigt:

Farbe . . . . dunkel
Reaktion. . . . . . alkalisch[1]
Konsistenz . . . . . dünnflüssig
Geruch . . . . aashafter Gestank

Indican im Harn positiv.

Indicanprobe im Harn.

Reagenzien:

20proz. Bleizuckerlösung,
Obermayers Reagens (festes Eisenchlorid 2—4 g, Acid. hydrochlor. fumantis 1000,0),
Chloroform.

Der Harn wird mit $^1/_5$ seines Volumens 20proz. Bleizuckerlösung versetzt und filtriert. Zum Filtrat werden die gleiche Menge Obermayers Reagens und einige Kubikzentimeter Chloroform zugefügt, die Probe mehrmals umgeschwenkt. Nach Absetzen des Chloroforms am Boden des Glases ablesen: *Blaufärbung* zeigt Indican an.

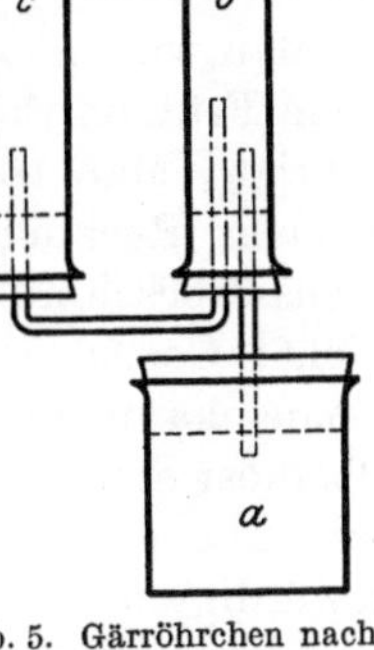

Abb. 5. Gärröhrchen nach STRASBURGER.

Gärungsstuhl zeigt:

Farbe . . . . hellbraun
Reaktion. . . . . stark sauer
Konsistenz . . . . dünnbreiig
Geruch . . . . sauer

Gärprobe des Stuhles positiv.

Gärprobe.

Walnußgroße Kotmenge wird im Grundgefäß *a* des STRASBURGERschen Gärungsröhrchens mit Leitungswasser gründlich verrührt. Ein Gummistopfen wird derart aufgesetzt, daß im Grundgefäß keine Luftblasen enthalten sind. Das Röhrchen *b* wird mit Leitungswasser gefüllt und ebenso mit dem Gummistopfen verschlossen,

[1] Die Reaktion muß am frischen Stuhl vorgenommen werden. Bei ambulatorischer Behandlung gebe man dem Patienten mit entsprechender Belehrung Lakmuspapier in die Hand.

daß keine Luftblasen zurückbleiben. Das Röhrchen *c*, welches oben eine Öffnung trägt, wird leer aufgesetzt und dient als Steigrohr, in welches das durch Gasentwicklung in den Faeces aus dem System *a* und *b* verdrängte Wasser emporsteigt. Der Apparat wird für 24 Stunden konstanter Temperatur (wenn möglich 37°, sonst Zimmerwärme) ausgesetzt. Ist nach dieser Zeit das Steigrohr zur Hälfte oder mehr mit Wasser gefüllt, liegen pathologische Verhältnisse vor.

Ist die Faecesaufschwemmung deutlich sauer geworden, so handelt es sich um Kohlenhydratgärung (positiver Ausfall der Gärprobe); wenn sie deutlich alkalisch geworden ist, um Eiweißfäulnis.

Ernährung bei postoperativen Frühdiarrhöen. Jedes akute Auftreten von Durchfallserkrankungen wird man zunächst auch nach Operation mit ein- bis mehrtägiger *Hungerperiode* zu bekämpfen trachten. Oft genügt dieses Vorgehen und Rückkehr zur Ernährungsweise der ersten postoperativen Tage mit allmählichem Wiederaufbau der Kost. Dabei ist Verwendung von Medikamenten überflüssig, da sie ihrerseits zu erneuten Reizzuständen führen kann. Außerdem ist die Kost der ersten postoperativen Tage (s. Kostaufbau S. 107) an sich schon antidiarrhoisch.

Man wird kaum einen Fehler machen, wenn man bei den postoperativen Frühdiarrhöen den entzündlichen Charakter des Leidens berücksichtigt. Man trägt damit gleichzeitig dem fäulnisdyspeptischen Geschehen Rechnung. Wir empfehlen demgemäß sofortiges Einleiten kochsalzbeschränkter Kost, die sich dadurch antiphlogistisch auswirkt: Gezuckerter Tee, feinst durchgetriebener Apfelbrei. Darüber hinaus kann auch gleicher Erfolg mit ganz einseitig durchgeführter Obstkost erzielt werden. Dabei sind Preßsäfte frischen Obstes verwendbar. Die ungemeine Wirkkraft dieses schon alten, aber bisher wenig gewürdigten Verfahrens wird jetzt durch die überaus günstigen Erfahrungen bei den Enterocolitiden des Kindes, bis zum Säugling herab, gestützt. Aufgetretene Indicanurie fällt dann rasch ab.

Voraussetzung für diesen Erfolg ist, daß lediglich Frischware verwendet und das Rohobst möglichst fein verteilt (Apfel auf der Glasreibe geschabt, Rp. Nr. 87) gegeben wird. Von Obstsäften sind möglichst selbst gewonnene Preßsäfte frischen Obstes zu verwenden. Von den handelsüblichen sind nur solche Fruchtpreßsäfte zu nehmen, die ohne Zusatz, möglichst auf kaltem Wege, sterilisiert sind. Die sirupartigen handelsüblichen Obstsäfte, wie z. B. Himbeersaft, sind wegen unkontrollierbarer Zusätze unter allen Umständen zu vermeiden.

Es ist zweckmäßig, wenn der Zustand es irgend erlaubt, einen Fasttag mit nur Tee in kleinen Portionen vorauszuschicken. Nach 2 bis 3 Tagen Zucker-, Fruchtsaftkost weiterer Aufbau mit salzfreien Weißgebäcken, die gut verkaut werden müssen. Dann Topfen, Schleimsuppen, Reis, Eier. Damit folgt die Kost dem weiteren Aufbau nach B II.

Wir verhüten auf diese Weise die Neigung zu postoperativen Spätkatarrhen aus Versäumnissen in der postoperativen Frühperiode.

Ernährung bei postoperativen Spätdiarrhöen. Wenn postoperative *Spätdiarrhöen* nicht aus diätetischen Versäumnissen in der operationsnahen Periode ihren Ursprung haben und selbst noch Monate und Jahre nach der Magenoperation entstehen können, hängen sie überwiegend häufig von unvorsichtiger Ernährung ab, die dem Darm doch mehr zumutet, als er unter den unphysiologischen Bedingungen vertragen kann. Nicht jede spätdiarrhoische Erkrankung eines Magenoperierten darf man freilich ätiologisch als „postoperativ" bezeichnen, da der Operierte aus gleichen Gründen wie ein Nichtoperierter, bisher gesunder Mensch, sich einen Darmkatarrh zuziehen kann. Aber man beachte stets, daß der Darm in seinen gesamten Abschnitten von Mündung der Anastomose an dauernd ein Locus minoris resistentiae ist und bleibt, auf mangelhaft zubereitete und unhygienische Nahrung leichter reagierend als der des Magengesunden.

Obwohl sich der Operateur selbst mit den postoperativen Spätkatarrhen nur selten zu beschäftigen haben wird, seien hier einige Gesichtspunkte festgelegt, weil doch derart Erkrankte sich wenigstens in den ersten 2—3 Jahren öfters an den Operateur selbst wenden.

Die Durchfallserscheinungen bei Spätdiarrhöen verlaufen häufig im Sinne einer *Gärungsdyspepsie*; vor allem dann, wenn die Kostauswahl sich schon zu sehr der Norm genähert und schwer verdauliche Vegetabilien, vor allem rohe Pflanzenstoffe, und zu viel grobes Roggenbrot in die Ernährung aufgenommen hat. Dann kann der operativ veränderte Magen die verlangte Vorarbeit für den Darm nicht völlig leisten und es kommt in unteren Darmabschnitten an unaufgeschlossenen gröberen Speisebrocken zu mikrobiellen Gärungsvorgängen, die colitische Reizerscheinungen nach sich ziehen.

Das Übel tritt zunächst meist schubweise auf, schlechte und gute Perioden wechseln miteinander ab. Oft haben die Patienten die Erfahrung gemacht oder — häufiger — glauben sie gemacht zu haben, daß ganz bestimmte alimentäre Bedingungen die Anfälle verursachen. Meist ist das ein Irrtum, da sich die Schädlichkeiten kumulativ und ohne sofortige Auswirkung gehäuft haben. Ein stärkerer Diätfehler, und zwar tatsächlich oft vorzugsweise ein solcher bestimmter Art, löst dann den Anfall aus. Ohne hinreichende Vorsicht schließen sich die Anfälle gewöhnlich schnell enger aneinander an, so daß ein chronisch diarrhoischer Zustand entsteht.

Kommt es dagegen zu Durchfällen ausgesprochenen und stets wiederkehrenden *fäulnisdyspeptischen* Charakters, muß man nach spastisch oder mechanisch (durch Adhäsionen, partielle Knickungen usw.) bedingten *Weghemmnissen* fahnden, bei denen dann die Zersetzungsprodukte oberhalb des Hindernisses den Fäulnis und Entzündung erregenden Reiz liefern. Dies braucht nicht immer, kann aber unter Umständen den Chirurgen zu neuem Eingriff nötigen. Von operationsbedürftigen Zuständen sehen wir hier zunächst ab.

Bei diesen fäulnisdyspeptischen Zuständen gibt man zwecks gründlicher Reinigung eine einmalige Dosis von Kalomel, Magnesia usta usw. und wähle sofort nach Einschaltung eines *Hungertages* das streng *antiphlogistische* Verfahren (s. S. 8). Es wird sich dann später zeigen, ob der weitere Kostaufbau zweckmäßiger im Sinne einer Antifäulniskost (s. S. 112) oder einer Antigärungskost (s. S. 111) zu entwickeln ist. Unter allen Umständen sei die Kost auf längere Zeit kochsalzarm.

Wir raten, für den Anfang der Diätbehandlung möglichst die klare Trennung zwischen fäulnis- und gärungsdyspeptischen Zuständen beizubehalten, wenn wir uns auch wohl bewußt sind, daß sie, auch bei Anwendung von Darmprobekost, ganz zufällig bedingt, transitorisch sein können.

Als beachtenswerte Erfahrungstatsachen seien erwähnt: Sorge für gründliche Zerkleinerung der Speisen durch Kauen ist gerade bei diesen postoperativen Spätdiarrhöen außerordentlich wichtig; mit Fleisch aller Art, also auch mit Fisch, sei man äußerst vorsichtig, wenn nach seinem Verzehr die Indicanurie (s. S. 39) wesentlich ansteigt. Dies kommt nicht nur nach vorausgegangener Fäulnisdyspepsie, sondern auch nach vorausgegangener Gärungsdyspepsie vor, und zwar, weil Fleisch unter den hier in Rede stehenden Umständen starken Lockreiz auf den zur Fäulnis neigenden Darmsaft ausübt.

3. Obstipation. Tritt im unmittelbaren ebenso wie im späteren postoperativen Verlauf *vorübergehende Stuhlträgheit* auf, so ist vor allem vor sofortiger Anwendung abführender Medikamente zu warnen (s. Durchfallserkrankungen); wohl aber wird man sich neben gelegentlicher Anwendung von Einläufen (Glycerinwasser), Stuhlzäpfchen von Glycerin usw. auch der abführenden Wirkung des Milchzuckers[1] bedienen können, der anstatt des gewöhnlichen Zuckers zum Süßen von Getränken und Breien verwendet werden kann.

Tritt im Anschluß an die Schonkostperiode durch Schlackenarmut bedingte *chronisch-alimentäre Obstipation* auf, begegnet man auch ihr am besten rein diätetisch. Schlackenreiche Nahrung kann schon verhältnismäßig frühzeitig angewandt werden. Alle schlackenreiche Kost stammt aus dem Pflanzenreich. Gutes Kauen ist bei ihr Vorbedingung guter Bekömmlichkeit. Außerdem bedient man sich möglichst reizloser Mikroklysmen und kleiner Einläufe[2].

---

[1] Der Milchzucker muß morgens früh nüchtern 20—30 Minuten vor der ersten Mahlzeit genommen werden (20—40 g in $^2/_{10}$ l Wasser).

[2] 100,0 Aqua + 100,0 Glycerin.

Die schlackenreiche Kost läßt sich in der flüssig-breiigen Periode am besten in Form von feinen Schrotmehlsuppen (Rp. Nr. 14) und Pürees von getrockneten Pflaumen (Rp. Nr. 88) durchführen.

In der breiig-festen Periode wird man als schlackenreiche Nahrung das Brot in Form von Weizengrahambrot zuführen.

Besteht an sich Neigung zu Obstipation, so wird man dem auch in der Entlassungskostverordnung durch Empfehlung reichlicher Gemüse- und Kompottzufuhr Rechnung tragen. Dabei darf aber niemals der Ausschluß schlecht zerkleinerten bzw. schlecht gekauten vegetabilen Rohmaterials außer acht gelassen werden. Einzelheiten über Obstipation s. S. 62.

4. Resektion nach frischer Blutung. Verbietet der Verlauf einer frischen Magenblutung sofortige Operation, so wird sich die Ernährung auf übliche Getränke, Gelatinespeisen usw. beschränken, die in diesem Rahmen nicht näher besprochen werden. Als besonders wesentlich sei dabei auf sorgfältige Mundpflege hingewiesen (s. S. 23), um drohende Infektion (Parotitis) zu vermeiden.

Hierbei verweisen wir darauf, daß der Zufuhr von eisgekühlten Getränken, Eisgerichten, Eisstückchen usw. durch plötzliche Abkühlung lokale Hyperämie folgen kann. Deshalb gebe man die Speisen und Getränke lieber lauwarm (körperwarm) und beschränke sich darauf, dem ausgebluteten Kranken lediglich zur Durststillung Eispillen auf die Zunge zu geben. Kalte Gelatinespeisen sollen zwar erfrischen, aber nur löffelweise gegeben und langsam geschluckt, den Magen nicht abkühlen, nach dem Grundsatz: Kalt in den Mund, körperwarm in den Magen.

Muß während oder nach einer Blutung Magenresektion vorgenommen werden oder tritt nach Magenresektion eine Blutung auf, so wird die Ernährung grundsätzlich gleichen Aufbau zeigen wie nach komplikationsloser Resektion; gleichzeitig aber ist der Tatsache Rechnung zu tragen, daß ein ausgebluteter Mensch möglichst raschen Flüssigkeitsersatzes bedarf. Daher wird der Übergang von flüssiger zu breiiger bzw. fester Kost später erfolgen, um durch längeres Verweilen bei Zufuhr flüssiger Kost (Amylaceensuppen der ersten Tage) die notwendige Flüssigkeitszufuhr zu gewährleisten, die durch Zwischenschaltung geeigneter Getränke ergänzt werden kann. (Cave rectale Wasser- und Nährstoffzufuhr, s. S. 14.) Außerdem verlangt der apathische Allgemeinzustand des ausgebluteten Menschen längere Zeit Weglassen von kaupflichtiger Nahrung.

Beispiel: 46jähriger Patient, mit starker *Hämatemesis* eingeliefert, die auf konservative Therapie steht. Nach 4 Tagen Op.: im Bereiche der Pars media ein ins Pankreas penetrierendes tiefes Ulcus von ungefähr Talergröße. Präparation des Ulcus, typische $^2/_3$-Resektion des Magens. Postoperativer Verlauf vollkommen ungestört.

Blutuntersuchung knapp nach der Op.: Erythrocyten 2300000, Sahli 20%. Nach 3 Wochen: Erythrocyten 3200000, Sahli 44%.

Ernährung in diesem Falle: Der schwer ausgeblutete, apathische Patient verweigerte zunächst Aufnahme von Nahrung, erhielt deshalb nur Tee. Erst dann Zufuhr von Reisschleimsuppen in *möglichst dünnflüssiger* Form. Zufuhr in einstündlichem Intervall. Bei steigender Eßlust und subjektiver Kräftigung allmähliche Erweiterung der Kost:

Kohlenhydratzufuhr durch möglichst angereicherte Amylaceensuppen (Gerste, Hafer, Grünkern und Reis), wobei für eine Portion das *Doppelte* der sonst *üblichen* Menge verwandt wurde. Zulage von Auflauf und Puddings, dann erst von passiertem Gemüse, am 18. Tage erstmalig Fleisch in Form von Haschee. Patient erholte sich sehr rasch. Nach 5 Monaten Gewichtszunahme von 14 kg.

5. Magen-Duodenal-Fistel. Tritt im postoperativen Verlauf durch Nahtdehiscenz eine Fistel des Duodenalstumpfes oder der Anastomose selbst auf, so ist im Aufbau der Ernährung vor allem weitestgehende Beschränkung der Flüssigkeitszufuhr zu erstreben. Die Amylaceensuppen werden in dickbreiiger Form gegeben. Gegen das Durstgefühl richtet sich vor allem *exakte Mundpflege.* Auswischen des Mundes und Gaumens mit feuchten Läppchen und Mundspülung. Um das Hinunterschlucken von Gurgelwasser zu vermeiden, werden dem kühlen (eisgekühlten) Mundspülwasser einige Tropfen Methylenblau zugesetzt (vgl. auch S. 23).

Beispiel: 67jähriger (!) Patient. Seit 43. Lebensjahr Ulcusbeschwerden. Röntgenbefund: pflaumenkerngroße druckschmerzhafte Nische in der Mitte der kleinen Kurvatur. Op.: An der kleinen Kurvatur ein hühnereigroßer Ulcustumor, der bis hoch hinauf in die Pars cardiaca reicht und den Magen an das Pankreas anlötet. Magen am Pylorus durchtrennt, Duodenalstumpf verschlossen. Bei der Mobilisierung des Ulcustumors wird das Ulcus eröffnet, dessen Grund im Pankreas Talergröße besitzt. Typische subtotale Resektion des Magens. 14 Tage nach der Op. tritt im oberen Winkel der Laparatomiewunde eine Fistel auf. Es entleeren sich reichlich Magensaft (Kongo +) und sofort nach dem Essen auch Nahrungsbröckel. Wahrscheinlich Nahtdehiscenz an der Anastomose. Starke Maceration der Haut an der Fistelstelle. Nach 28 Tagen Fistel geschlossen, Haut in der Umgebung der Fistelstelle fast normal.

Ernährung in diesem Falle: Die Kost folgte anfangs dem typischen Aufbau. Nach Auftreten der Fistel Flüssigkeit beschränkt, Breie in möglichst zäher Beschaffenheit gekocht. 3 Monate nach der Op. war nach brieflicher Mitteilung „die Funktion des Magens und des Darmes wie in den besten Tagen seiner Gesundheit".

i) Ulcus pepticum jejuni.

Bei Ulcus pepticum jejuni wird wegen der Gefahr einer Blutung, Perforation oder einer Magencolonfistel die Frage erneuter Operation aufzuwerfen sein. Allerdings wird man wegen der diagnostischen und operativ-technischen Schwierigkeiten zunächst, wenn möglich, versuchen, mit strenger Ulcuskur (s. S. 109) die Beschwerden zu beheben. Kommt es zu erneuter Resektion, liegen die Verhältnisse gewöhnlich ähnlich wie nach subtotaler Magenresektion (s. S. 31). Der Kostaufbau ist besonders vorsichtig zu gestalten, zumal überdies die Enteroanastomose berücksichtigt werden muß. Da Zufluß von Gallen- und Pankreassaft unter Umständen mehr als nach der primären Magenresektion erschwert sein kann, ist mit Zulage von Fett länger zu warten. Der Kostaufbau wird bis zum 4. Tag dem nach B II üblichen folgen, dann aber erst vom 8. Tag ab vorsichtig erweitert werden.

k) Inoperables Magencarcinom.

Erweist sich bei der Laparatomie ein Magencarcinom als inoperabel oder läßt sich nur eine Palliativoperation (Palliativresektion oder G.E.) ausführen, so wird die Ernährung den Grundsätzen für Nahrungszufuhr bei *Kachektischen* zu folgen haben. Es ist aber bei Auswahl und Zusammensetzung der Kost größere Vorsicht geboten, weil wegen des fast stets bestehenden Mangels verdauungskräftigen und desinfizierenden Magensaftes und wegen Eindringens jauchigen Materiales in den Darm die sonst beschränkte Gefahr gastrogener Darminfektion erhöht ist. Vor allem vermeide man grobstückiges, vegetabiles Material und sei mit Fleisch möglichst zurückhaltend, da die Neigung zu fäulnisdyspeptischen Zuständen des Darmes bei solchen Patienten überwiegt.

Theoretische Anschauungen für die Ernährung Carcinomatöser entbehren vorläufig noch jeder praktischen Begründung. Sie weichen weit voneinander ab, je nach der Theorie des betreffenden Autors; z. B. verlangen die einen, es solle das Carcinomzellenwachstum durch kohlenhydratarme, eiweißreiche Kost zurückgedrängt werden, andere verlangen mit Rücksicht auf den Stoffwechsel der Carcinomzellen möglichsten Kohlenhydratreichtum der Kost. Auch über den zulässigen Vitaminreichtum gehen die Meinungen noch weit auseinander. Diese und andere prophylaktisch und therapeutisch bemerkenswerte Ernährungsprobleme bei Krebsbedrohten und Krebskranken sind noch Fragen der Zukunft. Wir haben uns hier auf den, wie uns scheint, einstweilen allein richtigen Standpunkt praktischer Erfahrung und begründeter Zweckmäßigkeit gestellt. Beide rücken die Bevorzugung der *Kohlenhydratträger* und mehr *flüssig-breiiger* als fester Kost in den Vordergrund.

Die Praxis empfiehlt bei der Ernährung kachektischer Carcinomkranker nach operativen Eingriffen Anwendung kohlenhydratreicher Nahrung, die vermöge ihres Vorteiles schneller Verbrennung und rascher Energielieferung subjektives Schwächegefühl des Kranken überwindet. Maßgebend für Art der Zubereitung bleibt die Durchgängigkeit des Verdauungstraktes, so daß man häufig zu längeren Perioden flüssigbreiiger Kost greifen muß, dasjenige bevorzugend und reichend, was dem Patienten am meisten behagt. Nur grobstückiges und hartes, die geschwürige Geschwulstfläche reizendes Material werde grundsätzlich ausgeschaltet.

Wenn man auch dieser allgemeinen Vorsichtsmaßnahmen eingedenk sein muß, versäume man nie, dem unglücklichen Patienten Speisen und Getränke anzubieten, die für ihn verlockenden Reiz haben. Wir können sachlich nicht helfen und müssen nur solche Nahrungsmittel und solche Gemische derselben ausschalten, von denen wir wissen, daß sie trotz geschmacklicher Eignung die Beschwerden steigern werden. Auf saftreiches Obst, Obstsäfte, Kompott in Musform, Gefrorenes sei ausdrücklich als willkommene Erfrischungsmittel hingewiesen.

l) Entlassungskostverordnung und operationsferne Zeit.

Bei der Entlassung genügt es keineswegs, dem Kranken einen gedruckten Zettel in die Hand zu geben, selbst wenn solches Schema ausführlich ausgearbeitet sein sollte. Ausführliche *Besprechung* und *Belehrung* sind Grundbedingung. Der Patient muß über die Notwendigkeit *regelmäßiger* Nahrungsaufnahme belehrt werden. Die Kost muß seiner Lebensweise und den beruflich bedingten Essenszeiten angepaßt sein. Am besten wird man schon einige Tage vor der geplanten Entlassung dem Patienten die Kost in solchem Aufbau reichen, wie er sie zu Hause bzw. im Beruf durchführen kann und soll. Daneben gehen Belehrungen durch eine hierzu geschulte Schwester oder Diätassistentin. Dabei wird der Patient aufgefordert, evtl. auftretende Fragen über Lebensweise nach der Entlassung, über Zubereitung und Auswahl von Speisen vorzubereiten, um sie, wenn möglich schriftlich niedergelegt, dem Arzt bei der Entlassungsbesprechung vorzulegen. Damit ist individuelle Anpassung ermöglicht und trotzdem bedarf die Entlassungsbesprechung nicht mehr als 5—10 Minuten. In der ambulanten Nachbehandlung ist der Patient immer wieder darauf hinzuweisen, daß die Kostverordnung auf längere Zeit, auch bei Beschwerdefreiheit durchzuführen sei. Drohende Gefahren müssen dem Patienten eindringlich klargemacht werden, damit er seine Wünsche auf Rückkehr zur Normalkost zurückdrängt. Deshalb empfängt er auch gleichzeitig mit der Kostverordnung entsprechende Kochrezepte (s. S. 109, Fußnote), damit der Haushalt bis ins letzte über die Durchführung der Kost belehrt ist. Nach Möglichkeit wird die Kostverordnung unverändert 2—3 Monate durchgeführt und erst dann langsam die Rückkehr zur Normalkost vorbereitet. Aber immer noch wird der Patient die bisher verbotenen Speisen als gelegentliche „Leckerbissen“ betrachten müssen, um übereilte und unverständige Überlastung zu vermeiden. Zweckentsprechende Ernährung in der frühpostoperativen Zeit wird das wichtigste Vorbeugungsmittel gegen Schäden in operationsferner Zeit darstellen.

Der Plan der Nachbehandlung muß vor allem dem Hausarzt mitgeteilt werden, der dem Patienten gegenüber die verantwortliche Aufsicht führt. An Hand des genauen Verlaufberichtes und der Entlassungskostverordnung ist der Hausarzt in der Lage, bei selbst nach Jahren noch auftretenden Spätschäden auf die seinerzeitige Entlassungskost zurückzugreifen und mit ihrer Hilfe nach Beseitigung der akuten vorliegenden Störung eine erneute mehrwöchige „Schonkur" einzuleiten.

Wenn die häusliche Kost weit den Rahmen der ursprünglichen Entlassungskost überschritten hat, zum mindestens aber nach etwa einem Jahr, ist es dringend ratsam, auch mangels irgendwelcher Beschwerden eine diätetische *Schonkur* einzuschalten, die der Kranke in guten Lebensverhältnissen zu Hause, der Minderbemittelte im Krankenhaus oder Erholungsheim durchführen kann.

Demnach spielt sich der Kostaufbau nach einer Magenoperation in folgenden Abschnitten ab.

In der früh-postoperativen Zeit erhält der Operierte im Krankenhaus, den augenblicklichen Verhältnissen streng angepaßt, einen Kostaufbau (s. entsprechende Kapitel), der zunächst dem Grundsatz der Schonung folgt, gleichzeitig mögliche Komplikationen zu vermeiden trachtet und als Endziel eine calorisch ausreichende, auf längere Zeit durchführbare, schmackhafte und abwechslungsreiche Ernährung anstrebt.

Nach der Entlassung lebt der Patient zunächst nach seiner Entlassungskostverordnung mindestens für 2—3 Monate ohne Änderung. Diese Kost ermöglicht, angepaßt an die persönlichen Verhältnisse, uneingeschränkte berufliche Tätigkeit.

Unter der Kontrolle des Hausarztes oder der Poliklinik (Ambulanz) wird die Kost, möglichst den Wünschen des Operierten entsprechend, langsam und versuchsweise dadurch erweitert, daß Verbote gelockert werden, wenn auch Rückkehr zu früher gewohnter, rücksichtsloser Kost vermieden werden soll, solange sie noch ungeeignet ist.

Nach einem Jahr ist eine „Schonkur" einzuschalten (s. oben).

2. Diätetik bei Operationen am Darm.

a) Einleitung.

Operationen am Darm verlangen unmittelbar nach dem Eingriff weitestgehende Entlastung des Darmes. Nach Abschluß der operationsnahen Schonungsperiode verlangt der operativ gesetzte Zustand je nach Art und Ort der Operation verschiedene Ernährungsformen. Für die Kostauswahl in der operationsnahen Zeit ist bestimmend der Ausfall bisher vorhandener Darmabschnitte, sei es am Dünndarm, sei es am Dickdarm. Zweckentsprechend wird der Wiederaufbau zu ausreichender Ernährung anfangs auf jene Nahrungsbestandteile verzichten, die von dem ausgeschalteten Darmteil wesentliche Verdauungsarbeit verlangen. Auf Grund praktischer Erfahrung erscheint es uns unzweckmäßig, erhebliche Unterschiede in der Kostzusammenstellung nach Ausfall bestimmter Dünndarm- oder Dickdarmteile zu machen. Jede auf *bestimmte* Dünndarmabschnitte eingestellte Kostzusammensetzung (Jejunum: Flüssigkeit und Zucker; Ileum: Eiweiß und Fett) ist gekünstelt. Im Dickdarm haben Fett- und Eiweißresorption für die Ernährung keine Bedeutung mehr. Es genügt vollauf, *einen* Kostaufbau nach Ausfall irgendeines Dünndarmabschnittes oder irgendeines Dickdarmabschnittes durchzuführen. Wir bringen deshalb nach kurzen physiologischen Vorbemerkungen, die auf operativ gesetzte Ausfallserscheinungen im Dünn- und Dickdarm hinweisen, jeweils nur einen Kostaufbau: 1. Kostaufbau nach Ausfall eines Dünndarmabschnittes und 2. Kostaufbau nach Ausfall eines Dickdarmabschnittes. Dabei müssen auch die Verhältnisse der Magenverdauung im Einzelfall berücksichtigt werden.

Es ist erstaunlich, wie rasch sich der Wiederaufbau der Kost bewerkstelligen läßt, selbst wenn *große Darmabschnitte* ausgeschaltet werden. Die Anpassungsbreite des verkürzten Darmtraktes ist natürlich um so größer, je weniger die Funktionstüchtigkeit des Darmes *vor* der Operation beeinträchtigt war. So bieten vor allem Darmausschaltungen nach Traumen (Schuß- oder Stichverletzungen) bei sonst Darmgesunden weniger Schwierigkeiten für den Kostaufbau, ja es kann vollkommen normale und ungestörte Verdauungstätigkeit bei uneingeschränkter Kostauswahl eintreten.

Dies grundsätzliche Ziel wird um so leichter zu erreichen sein, je strenger die anfängliche Schonperiode durchgeführt wird.

b) Dünndarmoperationen.

1. Physiologische Vorbemerkungen. Der Nahrungsbrei wird nach Passage des Magens und Duodenums im Verlauf des Dünndarmes restlichen fermentativen Prozessen ausgesetzt. Es erfolgt im Dünndarm Resorption der Abbaustoffe, und zwar in solchem Umfang, daß der weitaus überwiegende Teil verdaulicher Eiweißtrümmer, Fette und Kohlenhydrate ebenso wie der resorbierbaren Salze aufgesogen und in Blut und Lymphe abgeführt wird, ehe der Chymus eines gesunden Dünndarmes im Dickdarm anlangt. Auch mäßige Beschleunigung des Durchlaufes im Dünndarm ändert daran nichts. Die nicht resorbierbaren Teile des Dünndarmchymus enthalten u. a. fast die gesamte Cellulose. Der Inhalt des Dünndarmes tritt noch flüssig bzw. dünnbreiig in den Dickdarm über, zumal da das Dünndarmsekret hinzugetreten ist.

Resektion oder Ausschaltung größerer Dünndarmabschnitte verkleinert die nährstoffresorbierende Fläche des Verdauungskanales. Ferner wird die Durchlaufszeit für den Speisebrei verringert und damit die Verdauungsphase abgekürzt. So können in den Dickdarm nicht nur dickdarmpflichtige Schlacken, sondern auch dünndarmverdauliche

Nahrungsbestandteile eintreten. Neben der verkleinerten Resorptionsfläche kann beschleunigte Bewegung des Dünndarmes die Verdauungsvorgänge stören. Immerhin ist es erstaunlich, wie große Abschnitte des Dünndarmes durch Resektion entfernt werden dürfen, ohne daß seine Verdauungs- und Resorptionsarbeit wesentlich vermindert wird.

2. Kostaufbau. Obwohl, wie soeben erwähnt, die Gesamtleistung des Dünndarmes trotz Ausfalls größerer Abschnitte (Resektion von 1 m und mehr) vortrefflich sein kann, ist es doch klar, daß man dem verkürzten Organ Zeit lassen muß, sich der neuen Lage allmählich anzupassen. Sofort, im Bestreben, den vorher unterernährten Patienten schnell wieder aufzumästen, volle Leistung vom Dünndarm zu verlangen, ist gefährlich. Vielmehr muß die nach dem Eingriff zurückgebliebene Resorptionsfläche durch Übung an zweckdienlich zusammengesetztem Nahrungsmaterial leistungsfähig erhalten, nicht aber durch Überlastung gereizt werden. Man wird sich daher eine Zeitlang (1—2 Wochen) mit einer Ernährung begnügen müssen, die im Sinne des Energiebedarfes noch den Rang der Unterernährung hat. Dies sichert zukünftige Volleistung und Gesundheit.

Die Nahrung werde in dieser Aufbauzeit verabreicht in häufigen kleinen Mahlzeiten (zweistündlich). Zweckdienlich, d. h. mühelos resorbierbar ist ein Nahrungsmittelgemisch, das sich aus leicht aufschließbaren Nahrungsstoffen zusammensetzt, die überdies noch küchentechnisch weitmöglichst gelockert sind. Deshalb werden aus den Nährstoffträgern jene ausgewählt, die diese Bedingungen erfüllen.

Von *Kohlenhydratträgern* sind zweckmäßig: Zwieback, Biskuit, einfaches Teegebäck, frisch bereitete Nudeln, Kartoffeln, feines Weizenbrot; ferner Hafer, Gerste, Grieß, Reis, Grünkern usw. in Form von Breien. Diese Kohlenhydratträger in Suppenform anzubieten, ist unzweckmäßig; dagegen gewährleistet die wasserärmere Breiform längeres Verweilen und damit bessere Ausnützung im Dünndarm. Gerade bei erforderlicher Schonung des Dünndarmes gedenke man stets der Tatsache, daß sich Mundhöhle und Dünndarm in die Verdauung von Amylaceen teilen. Für alles kaubare stärkehaltige Material ist daher zur Entlastung des Dünndarmes gründliches *Kauen* und *Durchspeicheln* der Bissen physiologisches Erfordernis (Gebäck, Kartoffeln, Nudeln u. dgl.). Daher empfehlen wir auch dringend, lieber *kaubedürftige* „gutmehlige" *Kartoffeln* zu verwenden (am besten ungeschält im Ofen gebacken; natürlich ohne Schale zu verzehren), als schlüpfrigen Kartoffelbrei.

Mit Zufuhr von *Fett* sei man zunächst zurückhaltend, da die Fettverarbeitung an den Darm besonders hohe Ansprüche stellt. Die Fettzulage darf nur ganz allmählich ansteigen, dabei vermeide man alles gebratene Fett, da es ebenso wie für den Magen auch für den Darm ein stärkeres Reizmittel ist als frische Butter, zerlassene, nicht gebräunte Butter, gekochtes Fett, Öl, milder Rahmkäse (Gervais-Art).

Unter den *Eiweißträgern* greife man zunächst zu frischem Topfenkäse, dann zu Eiern (gekocht, nicht roh) und lockeren Eierspeisen, erst nach deren guter Bekömmlichkeit zu kleinen Mengen zarten Fleisches, das gut zerkleinert (passiert) oder gut verkaut sein muß. In bezug auf Fleisch siehe unten Magenverhältnisse.

Gemüse sind erst am Ende der Aufbauperiode nur in gekochter Form und passiert zulässig. Sie sind alle mehr oder weniger cellulosereich. Feine Verteilung derselben erleichtert dem Dünndarm die ihm zustehende Verdauungsarbeit an den von Rohfaser, Zellwand usw. umschlossenen Nährstoffen. In jungen Gemüsen ist das Rohfasermaterial weit zarter als in älteren.

Getränke wie Tee, Kaffee und Wein sind zur Vermeidung dünnflüssigen Dünndarminhaltes nur in kleinen Mengen zu geben. Reichliche Flüssigkeit mit Nichtflüssigem auf die *gleiche Mahlzeit* zu vereinigen, ist unzweckmäßig, da der aus dem Magen kommende Speisebrei den Dünndarm um so schneller durchläuft, je wasserreicher er ist. Man trenne lieber zeitlich flüssiges von festem und breiigem Material.

Gewürze mit starker Reizkraft, ebenso wie Kochsalz, sollen nur auf das unbedingt zum Schmackhaftmachen der Speisen notwendige Maß beschränkt werden.

Unter Voraussetzung *mangelhafter* salzsaurer-peptischer *Leistung* des *Magens* sind, mindestens in der Aufbauperiode, Nahrungsmittel auszuschließen, die auf starke Vorbereitung im Magen Anspruch erheben, wie rohes Fleisch, geräuchertes Fleisch, tierisches und pflanzliches Zwischengewebe und grobstückige Brocken aller Art.

Bei der beschriebenen Kostordnung wird es oftmals zu *Stuhlträgheit* kommen, da die schlackenarme Kost des Materiales ermangelt, das spezifische Reizkraft auf die neuromuskuläre Tätigkeit des Dickdarmes ausübt. Oft genügt morgendliche Gabe von Milchzucker (s. S. 42), um die Dickdarmperistaltik genügend anzuregen. Wenn nicht, seien für die Aufbauperiode Einläufe empfohlen, obwohl wir auf die Dauer solches Verfahren weitestgehend zu vermeiden trachten. Schon unmittelbar nach vollendeter Aufbauperiode darf man dagegen dem Dünndarm Bewältigung von Material zumuten, das normale Kotbildung und -Förderung sichert.

Wir haben im vorstehenden den Frühaufbau der Kost nach Dünndarmresektion ausführlicher beschrieben, da dies die Periode ist, die noch durchaus der Nachbehandlung durch den Operateur untersteht. Was als verwendbar für diese Periode bezeichnet wurde, soll nicht alles gleichzeitig benutzt werden, sondern es soll die Ausgangskost bald mit diesem, bald mit jenem Stück angereichert werden. Man soll ferner darauf bedacht sein, die Einzelmahlzeit nicht zu kompliziert zu gestalten, sondern nur Wenigerlei auf eine Mahlzeit zu vereinigen. Wir bringen deshalb im dritten Teil des Buches neben der Aufzählung geeigneter Nahrungsmittel und ihrer Zubereitung ein bezeichnendes Beispiel.

3. Resektion und Ausschaltung am Dünndarm. Jejuno-Jejunostomie, Jejuno-Ileostomie oder Ileo-Ileostomie bei Ausschaltung oder Resektion entsprechender Darmschlingen erfordern grundsätzlich gleiches diätetisches Vorgehen. Von allen auf bestimmte Darmabschnitte eingestellten Ernährungsformen kann man sich frei machen. Der Aufbau der Kost umfaßt etwa 1—2 Wochen, bis er zu auskömmlicher Entlassungskost gediehen ist, die ihrerseits auf längere Zeit durchgeführt werden muß.

Praktische Durchführung des Kostaufbaues s. S. 112.

Als Komplikation nach ausgedehntester Resektion des Magens, Dünn- und Dickdarmes begegnet man, allerdings sehr selten, einer neben hochgradiger Ernährungsstörung auftretenden Anämie; diese wird, ob zu Recht oder zu Unrecht sei nicht entschieden, als *agastrische Anämie* bezeichnet. Bei Ernährung dieser Fälle liegt die grundsätzliche Schwierigkeit darin, daß gleichzeitig gemästet werden soll, Komplikationen verhütet werden müssen und die Anämie spezifische Behandlung verlangt. Dazu besteht meist Achylie. Zur Erläuterung dieses komplizierten Kostaufbaues sei ein Fall kurz angeführt.

Beispiel: 48 jährige Patientin. Vor 20 Jahren Gastroenterostomie wegen Ulcus ventriculi. Vor 10 Jahren Resektion des Magens unter Mitnahme der Gastroenterostomie wegen Ulcus pepticum jejuni. Vor 8 Jahren nach Resektion des Colon transversum, der Flexura lienalis und des Colon descendens Anlegen einer Transversosigmoidostomie. Im Laufe der letzten Jahre dauernd Beschwerden seitens des „Magens“ und allgemeine Schwächesymptome unter zunehmender Gewichtsabnahme und Anämie. Größe 170 cm, Gewicht 40 kg, Sahli 25%.

Der Kostaufbau verlangte zunächst Rücksichtnahme auf die Magenresektion und folgte etwa einer Entlassungskostverordnung nach B II. Dazu kam die Notwendigkeit, die untergewichtige Patientin langsam durch Zulage von Fett zu mästen. Endlich verlangte die Anämie Zufuhr von Leberspeisen, da Leberpräparate anfangs ohne Erfolg blieben. Außerdem wurde wegen ausgedehnter Dickdarmresektion Flüssigkeitszufuhr beschränkt. Nach 13 Wochen Anstaltsbehandlung: Sahli 68%, Gewichtszunahme von 9 kg. Nach halbjähriger komplikationsloser Beobachtung weitere Gewichtszunahme von 3 kg. Patientin lebt nach einer *Kostverordnung* folgenden Wortlautes:

Leichte gemischte Kost. Fleisch nach Geschmack einmal am Tage. Gemüse: Kohl, Kraut, Sauerkraut weglassen. Die anderen Gemüse erlaubt, eingebrannt oder passiert oder weich gedünstet mit reichlich Butter. Fleisch jede Sorte erlaubt, aber einfach zubereitet. Keine scharfen Tunken, wie Gulyas usw., Einmachtunken, Paradeistunken erlaubt, ebenso holländische Tunke. Von Obst nur Bananen oder der Saft von Orangen erlaubt. Butter mindestens 100 g als Aufstrichbutter, am besten am Morgen in eine Dose geben und am Tage als Aufstrich verbrauchen. Ferner reichlich Butter in den Speisen verwenden. Als Gewürze Petersilie, Salz, Kümmel, Sellerie erlaubt.

I. Frühstück: Milchkaffee, sehr weiß, oder Tee mit Rahm (Obers). Grahambrot, Butter, 1 Ei.

II. Frühstück: Dicke Suppe von Hafer, Grünkern (Knorrs Mehle) oder Kartoffelbreisuppe oder Kümmelsuppe mit reichlich Butter.

Mittagessen: Fleisch in oben beschriebener Zubereitung. Gemüse und Kartoffeln als Brei oder in der Schale im Rohr gebacken und dann ohne Schale mit Butter gegessen. Nudeln, Reis. Mehlspeisen (ohne Hefe). Aufläufe, Puddings, Biskuit, gekochte Mehlspeisen von Nudeln. Gekochtes Obst.

Jause: Kakao oder Schokolade, Grahambrot, Butter.

Nachtmahl: Gemüse und Beilage wie mittags. Mastbrei von Grieß, Reis oder Mondamin oder an Stelle des Breies Auflauf, Semmelschmarren oder Kaiserschmarren. Gekochtes Obst, Grahambrot, Butter, Rahmkäse.

Allgemeine Verhaltungsmaßregeln. Nach dem Mittagessen eine Stunde liegen.

Flüssigkeitszufuhr *nicht* übertreiben (kein Bier, kein Alkohol)!

Kaffee nicht zu stark und nicht regelmäßig. Vorwiegend Tee oder Kakao.

Keine Medikamente.

Essenszeiten *regelmäßig* einhalten!

Gut kauen!

Täglich einmal spazierengehen, anfangen mit einer Viertelstunde, bis zu einer Stunde steigernd.

Nach dem Abendessen noch 2 Stunden außer Bett bleiben.

4. Jejunostomie. Als Palliativoperation am Dünndarm kommt die Jejunostomie in Frage, welche im Ernährungsaufbau der Kost bei Gastrostomie ähnelt, nur muß sie völlig auf verdauende Tätigkeit des Magens verzichten. Deshalb gestaltet sie sich wie eine Gastrostomiekost bei Achylie (siehe S. 111). Ferner kann das enge Darmlumen bei dieser Ernährungsfistel nur geringe Flüssigkeitsmenge auf einmal aufnehmen, die man aus der Spritze mit langsam schraubenden Bewegungen in den Darm treiben muß. Wird die Zufuhr zu hastig durchgeführt, wehrt sich der Darm durch Spasmen gegen plötzliche Überlastung; häufig entleert er die eingeführte Flüssigkeitsmenge wieder durch rückläufige Peristaltik. Es wird deshalb vorteilhaft sein, zunächst Zufuhr größerer Flüssigkeitsmengen durch Anschließen eines Tropfklysmas an den Fistelschlauch vorzunehmen (Einstellung des Tropfklysmas: 1 Tropfen/Sekunde).

Ein das COFFEYsche Verfahren der Ureterenimplantation ins Colon nachahmender technischer Kunstgriff erlaubt Einführung eines weiteren Schlauches bei gleichzeitig geringerer Verlegung des Darmlumens.

5. Appendektomie. Bei operationsbedürftiger akuter Appendicitis bleibt keine Zeit zu präoperativer Vorbereitung. Für die im *Intervall* vorzunehmende Appendektomie gelten die allgemeinen präoperativ anzuwendenden Maßnahmen. Der Operation folgt kurze Schonperiode, die vorwiegend der Narkose und ihren Folgen Rechnung tragen muß, da die kleine Tabaksbeutelnaht selbst keine wesentliche Darmschonung beansprucht. Der Kostaufbau folgt der Schonperiode nach Gallenblasenoperationen (s. S. 114). Bei glattem postoperativem Verlauf sind langfristige diätetische Maßnahmen nicht erforderlich. Treten Komplikationen auf (Fieber und Abscedierung), so kommen die hierfür allgemein gültigen Maßregeln in Frage; d. h. der Kostaufbau muß *antiphlogistisch* eingestellt werden (s. S. 8). Das präoperative Fieber bedarf meist keiner speziellen Berücksichtigung, da es gewöhnlich nach der Operation rasch abklingt. Tritt nach Appendektomie eine Kotfistel auf, so ist der Kostaufbau wie nach Cöcostomie (s. S. 56) zu gestalten.

Nach kurzer Schonung folgt normaler Kostaufbau. Hierbei ist es eher als bei anderen Darmoperationen und Gallenblasenoperationen erlaubt und erwünscht, daß der Patient sich rascher normaler Kost zuwendet. Denn allzu häufig folgt der Appendektomie übertrieben schonende schlackenarme Kost, die zu alimentärer Obstipation führen kann und muß. Diese Gefahr besteht besonders nach Operation bei chronisch rezidivierender Appendicitis. Der vorausgegangene, langdauernde Krankheitszustand beschränkt meist an sich schon die Kostauswahl auf eine „Schonkost", die als schlackenarme Kost zwangsläufig zu unerwünschter Stuhlträgheit geführt hat. Auch nach der Operation wird der durch diese Kost verwöhnte Patient geneigt sein, ängstlich jeder Darmbelastung auszuweichen.

c) Dickdarmoperationen.

1. Physiologische Vorbemerkungen. Im *Dickdarm* spielt Resorption wahrer Nährstoffe keine wesentliche Rolle mehr. Seine Hauptaufgabe ist, durch Rückresorption von Wasser den dünnflüssigen Chymus des Dünndarmes zu normaler Kotkonsistenz einzudicken. Größeren Maßes kann er nur Zucker, wie Dextrose und Lävulose resorbieren. Im Gärkessel des Coecum und Ascendens werden infolge der dort stattfindenden Cellulosegärung immer noch Stärkereste in Freiheit gesetzt. Diese werden von den im ganzen Dickdarm und auch noch im Rectum bereitstehenden zuckerspaltenden Fermenten in leicht resorbierbare Dextrose überführt. Auch zur Resorption leicht löslicher anorganischer Salze ist der Dickdarm noch befähigt.

2. Kostaufbau. Nicht anders wie nach Dünndarmresektion muß auch nach Ausfall großer Dickdarmabschnitte dem verkürzten Organ Zeit zur Erholung und Anpassung an die geforderte Mehrleistung gegönnt werden. Die Nahrung der Entlastungsperiode wird tunlichst die Zufuhr solcher Nahrungsmittel ausschalten, die nach Dünndarmpassage unter gesunden Verhältnissen dickdarmpflichtige Schlacken in größerer Menge an den Dickdarm abgeben. Die Stütz- und Zellwandbestandteile pflanzlichen Gewebes sind für den verstümmelten Darm nicht ihrer selbst wegen unzuträglich, wohl aber entstehen aus den vom Dünndarm nicht völlig ausgelaugten stärkemehligen Einschlüssen Gärungsprodukte, wie Kohlensäure, Essigsäure, Buttersäure usw., die starke Reizkraft besitzen. Um dem vorzubeugen, muß anfangs die Nahrung möglichst cellulosearm sein; später genügt es, das Verschlucken grober vegetabiler Brocken entweder durch küchentechnische Vorbereitung oder durch sorgsames Kauen gänzlich zu vermeiden. Dann laugt der Dünndarm aus den Einschlüssen fast alles Gärungsfähige aus. Es gelangt nur fein verteilte Cellulose in die distalen Dickdarmabschnitte und tut dort gute Dienste zum Feuchthalten und Schlüpfrigmachen des Kotes, dessen Verhärtung man ebenso verhüten muß wie allzu wässerige Form.

Folgerichtig wird man die Kostauswahl zunächst derart treffen, daß eine dünndarmverdauliche und möglichst schlackenarme Kost zusammengestellt wird.

Ferner muß die Ernährung nach Dickdarmeingriffen auf im Dickdarm sich abspielende mikrobielle Prozesse Rücksicht nehmen. Wenn die Resektion das Ascendens und dann wie gewöhnlich das erste Drittel des Querdarms betroffen hat, sind diejenigen Abschnitte ausgeschaltet, wo normalerweise die Nachverdauung an restlichen Eiweißabkömmlingen und an Cellulose durch eine reiche Flora von Fäulnis- und Gärungserregern vollzogen wird. Wenn diese unvermeidlichen und durchaus normalen Zersetzungen sich bis in distale Teile des Dickdarmes fortsetzen bzw. dorthin verlegt werden, ist sowohl die Schleimhaut des Dickdarmes bedroht, wie auch die Gefahr überschnellen Kotlaufes (Diarrhöe) gegeben. Erst allmählich kann eine Gewöhnung dieses Darmabschnittes an die neue Belastungsform eintreten. Gelegentlich bringt die Operation an sich durch Überpflanzen darmfremder Keime Umstimmung der dickdarmheimischen Flora mit sich. Es kann deshalb rein lokal bedingt zu Steigerung der Gärungsvorgänge und damit zu gärungsdyspeptischen Zuständen kommen, ebenso wie bei Überwiegen von Fäulnisvorgängen auch nach Aufsteigen in den Dünndarm fäulnisdyspeptische Zustände auftreten können. Kommt es deshalb im postoperativen Verlauf bei Dickdarmeingriffen zu derartigen Störungen, so wird man sich gleicher Maßnahmen zu bedienen haben, wie man sie bei gärungs- und fäulnisdyspeptischen Zuständen im Anschluß an Magenoperationen vornimmt (s. S. 42).

Wenn nach Ascendensresektion die Fäulnisvorgänge an restlichen Eiweißabkömmlingen in Quercolon und Descendens verlegt sind, so führen erfahrungsgemäß am meisten nach Fleischgenuß, weniger bei Eiern und Leguminosen, am wenigsten bei Milch und Getreideeiweiß diese gesteigerten bakteriellen Zersetzungen zu dyspeptischen Störungen. Fleisch soll daher in der Aufbauperiode und noch längere Zeit gänzlich vermieden werden. Manche gewinnen nach Ascendensexstirpation die Fleischbekömmlichkeit überhaupt nicht oder nur geringen Maßes wieder.

Kommt es zur Resektion des distalen Dickdarmabschnittes, muß mit noch weit größerer Sorgfalt stürmisches Übertragen von Darminhalt aus dem Dünndarm-Ascendenssystem verhütet werden. Es ist durchaus möglich, den restlichen Dickdarm an die wichtigsten Aufgaben des distalen Darmes: regelrechtes Eindicken, Formen, Sammeln und Transport des Kotes zu gewöhnen. Allerdings sollen Überraschungseffekte durch reichlichen Flüssigkeitsgenuß und voluminöse Kost vorsichtshalber dauernd vermieden werden. Diarrhöische Zustände eines derart verstümmelten Darmes sind erfahrungsgemäß schwer heilbar. Schlechtes Kauen, Salzsäuremangel und kurze Verweildauer im Magen machen widerstandsfähiges tierisches und grobfaseriges pflanzliches Material, das erhöhte Ansprüche an die Dünndarm- und Ascendensleistung stellt, für den Gesundheitszustand des restlichen Darmes sehr gefährlich. Deshalb wird man bei Resektion oder Ausschaltung des Descendens im Kostaufbau auch den zur Erleichterung der Dünndarmverdauung besprochenen Grundsätzen folgen.

Ausdrücklich sei erwähnt, daß aber auch trotz $^2/_3$-Resektion des Quercolon-Sigmasystems Bildung verhärteten Kotes und Stuhlträgheit nicht ausgeschlossen ist, gleichfalls eine große Gefahr, da oberhalb der gestauten harten Masse sehr leicht entzündliche Reizung der Schleimhaut eintreten kann.

Resektion oder Ausschaltung größerer Abschnitte des Dickdarmes erschwert die *Rückresorption* des *Wassers*, was die Eindickung des Dickdarminhaltes mindern kann. Der Kostaufbau verlangt deshalb Flüssigkeitsbeschränkung, weil sonst der Speisebrei aus dem Ileum zu wasserreich in den Dickdarm geliefert wird, und das verkürzte Organ dann die Eindickung unsicherer besorgt. Also: wasserarme Mahlzeiten, sog. feste Speisen, Breie, keine Suppen. Das Trinken der erforderlichen Flüssigkeit soll langsam erfolgen. Vorsicht ist geboten und zunächst besser Verzicht in bezug auf Flüssigkeiten mit peristaltikerregender Kraft, wozu vor allem sehr kaltes Wasser, Fruchtsäfte aller Art und bei den meisten Menschen auch Kaffee gehört. Glücklicherweise gewöhnt sich selbst ein stark verkürzter Dickdarm meist allmählich wieder daran, bei Genuß solcher Flüssigkeiten nicht mit Durchfall zu reagieren, vorausgesetzt, daß es sich nicht um größere und eilig getrunkene Mengen handelt. Vor allem werden die leeren Getränke, die lediglich der Durststillung dienen, eingeschränkt und nur *zwischen den Mahlzeiten* gereicht. Die ausgesprochenen Mahnungen sind um so berechtigter, als manchmal noch nach Jahren, trotz sonstigen Wohlbefindens, Unvorsichtigkeiten, z. B. ein schneller kalter Trunk, alsbaldige Diarrhöe mit längerdauerndem Reizzustand des Dickdarmes auslösen kann. Man beachte, daß jegliche Einschränkung von Flüssigkeit auch Einschränkung von Kochsalz fordert, da sonst unnötiger Durst auftritt.

Um diesem Geschehen im operativ verkürzten Dickdarm gerecht zu werden, wird die *Kost zunächst* als schlackenarme, dünndarmverdauliche Kost *wie nach Dünndarmresektion* beginnen. Darüber hinaus bleibt *cellulosehaltiges Material* (Gemüse, Obst usw.) noch weiterhin ausgeschaltet, d. h. meist über die Zeit hinaus, die noch chirurgischer Nachbehandlung untersteht. Ferner ist *Fleisch* wesentlich später und nur versuchsweise in die Kost einzusetzen. Mit der Zulage von *Fett* wird man ebenso wie nach Dünndarmresektionen, wenn auch nicht gleichen Maßes, zurückhaltend sein. Vor allem aber wird die operationsnahe Periode nur dann störungslos verlaufen, wenn möglichst *weitgehende Flüssigkeitsbeschränkung* durchgeführt wird.

Praktische Durchführung s. S. 114.

3. Resektion und Ausschaltung am Dickdarm. Resektion des Ileocoecums, der Flexuren, des Transversums oder Sigmas sowie Ausschaltung nach Ileotransversostomie, Transverso-Transversostomie, Transversosigmoidostomie und Ileosigmoidostomie schalten große Teile des Dickdarmes aus. Diese Eingriffe verlangen den oben besprochenen Kostaufbau.

4. Ileostomie und Cöcostomie. *Cöcostomie* schaltet den gesamten Dickdarm aus. Als Notoperation im Ileus vor geplanter zweiter Operation angelegt, kommt sie als Dauerzustand und richtunggebend für diätetisches Vorgehen nicht in Frage. Als Spülfistel bei schweren chronischen Dickdarmerkrankungen angelegt, erfordert sie eine Kost mit strengster Flüssigkeitsbeschränkung, wie sie nach Dickdarmausschaltung beschrieben wurde.

Ileostomie verlangt gleiches Vorgehen.

Wenn bei Anlegung von Fisteln am unteren Ileum oder Coecum der Dickdarm von Beschickung mit Nahrung völlig ausgeschlossen wird und man nur auf die verdauende und resorbierende Tätigkeit der höher gelegenen Teile des Verdauungsapparates angewiesen ist, bedarf die Auswahl der Kost nicht nur eine Zeitlang, sondern während der ganzen Dauer jenes Zustandes der allergrößten Sorgfalt. Zu wahrer Kotbildung kommt es nicht, sondern bestenfalles zum Anlangen eines dicklichen Breies an der Austrittsstelle. Trotzdem kann es auf lange Zeit gelingen, entzündliche Erkrankung des Dünndarmes mit enteritischen Diarrhöen zu verhüten und einen völlig hinreichenden Ernährungszustand zu erringen bzw. zu behaupten. Dies ist verständlich, da ja der Dünndarm das überragend wichtige Organ für Resorption der Nährstoffe ist. Jegliche Erkrankung des Dünndarmes gefährdet aber den Ernährungs- und Kräftezustand hohen Maßes.

Leider kommt es nicht ganz selten vor, daß der Dickdarm nach längerer Ausschaltung seine Fähigkeit zu normaler Motilität und Resorption einbüßt und alles, was ihm eingeflößt wird, sei es durch die Fistel, sei es durch wiederhergestellten Verkehr mit dem Dünndarm, wie durch eine offene Röhre zum Rectum befördert.

Wenn irgend möglich, sollte man die Ausschaltung des Dickdarmes auf kurze Zeit beschränken.

5. Colostomie. Colostomie an typischer Stelle (Übergang von Colon descendens ins Sigma) gestattet eine Ernährung, bei der die *verdauende* Kraft des Mund-Magen-Darmsystems vollständig, die *resorbierende* Tätigkeit des Darmes nahezu vollständig ausgenützt werden kann und soll. Es fehlt der Sammelplatz für den Kot und der Regulierungsapparat für seine Entleerung. Gerade diese beiden Mängel lassen sich aber bei hinreichender Konsistenz des am Kunstafter eintreffenden Kotes durch Erziehung und Gewöhnung erstaunlich gut ausgleichen. Aber die letzte Möglichkeit der Kotentwässerung, zu der das Sigma noch hohen Maßes, in beschränktem Grade auch noch die Ampulle des Rectums befähigt ist, fällt fort. Hierauf beruht die wesentliche Schwierigkeit der Sorge für bequeme Kotentleerung. Zur Beurteilung der tatsächlich vorkommenden Verschiedenheiten des Darmverhaltens gegen sachgemäße Kotbildung muß man in Betracht ziehen, daß auch bei normaler gemischter Kost der Gesunden die Koteindickung im Dickdarm nicht gesetzmäßig gleich verläuft. Bei manchen Gesunden ist die Eindickung bereits im Descendens bis zu erwünschter dickpomadiger oder noch festerer Konsistenz gediehen, bei anderen bleibt dem Sigma noch ein wesentlicher Teil der Eindickung vorbehalten. Menschen der ersteren, übrigens größeren Gruppe, haben natürlich viel bessere Aussicht, zu gut regulierbarer Kotentleerung durch den Kunstafter zu gelangen; sie erreichen dieses Ziel, wenn grobe Unvorsichtigkeiten vermieden werden, oft auch trotz willkürlich gemischter Normalkost. Voraussetzung ist regelrechte Verdauungs- und Resorptionsarbeit aller oberen Abschnitte. Wo dies nicht der Fall ist, muß die Kost auf die Dauer so eingestellt werden, wie es bei Menschen nötig ist, die zu Reiz- und Übererregbarkeitszuständen des Darmes und damit zu Bildung wasserreicheren, breiigen oder gar flüssigen Kotes und zu häufigeren Kotentleerungen neigen. Dies kann rein konstitutionell bzw. neuro-muskulär bedingt sein. Wenn pathologische Fermentationen daran beteiligt sind, handelt es sich überwiegend um *gärungsdyspeptische* Zustände.

Im engeren Bereiche des Operateurs liegt die Ernährung zu Beginn der postoperativen Periode.

Unmittelbar postoperativ wird die Ernährung wie nach Dünndarmausschaltung leicht aufschließbares Material zuführen. Die Flüssigkeitszufuhr, besonders die leerer Getränke, ist nach der jeweiligen Kotkonsistenz einzustellen, zu Beginn der Ernährung möglichst einzuschränken, selbst auf die Gefahr hin, daß der Kot bereits im oberen Ascendens und Quercolon sehr wasserarm wird. Solchem Nachteil kann man leicht durch Ölspülung des kotzuleitenden Abschnittes entgegentreten. Die Mahlzeiten sollen wasserarm sein und dreistündlich verteilt. Weiterer Flüssigkeitsbedarf wird durch reizarmes Getränk (nicht zu kalt, langsam und zwischen den Mahlzeiten zu trinken) gedeckt werden.

Bleibt z. B. nach Abtragung eines vorgelagerten Tumors im Bereich des Colon transversum eine hochsitzende Colostomie bestehen, so ist die Flüssigkeitsbeschränkung noch nachdrücklicher durchzuführen, da der Ausfall eines noch größeren Dickdarmabschnittes dazu zwingt.

Wie weitgehend die jeweilige Kotkonsistenz bei der Colostomie abhängig ist von der Flüssigkeitszufuhr, lehrte uns folgendes Ereignis. Etwa 14 Tage nach Anlage einer Colostomie, die zu Ernährung mit dünndarmresorbierbarer, flüssigkeitsbeschränkter Kost zwang, traten bei einem Patienten akute Symptome einer Kotstauung auf, die zunächst das Bild beginnender Peritonitis boten (Temperaturanstieg, Meteorismus, Brechneigung und Stuhlverhaltung). Es genügte Zufuhr reichlicherer Flüssigkeitsmenge, um Stuhlentleerung herbeizuführen und damit die Beschwerden zu beheben, welche lediglich auf übertriebene Flüssigkeitsbeschränkung und dadurch bedingte Kotverhaltung zurückzuführen waren.

Der *Aufbau der Kost* wird demgemäß wie nach Dünndarmausschaltung (s. S. 112) beginnen, Erweiterungen aber erst dann gestatten, wenn durch entsprechende Flüssigkeitszufuhr in der Aufbauperiode die erstrebte Kotkonsistenz erreicht ist. Im praktischen Vorgehen erwiesen sich uns Gaben von Opium unnötig; dagegen wird man mit Zufuhr von Fleisch nur vorsichtig tastend vorgehen und seine Bekömmlichkeit durch häufig wiederholte Indicanprobe im Urin (s. S. 39) kontrollieren.

Der weitere Aufbau der Kost hängt ab von der Bekömmlichkeit der jeweils gereichten Zusatzspeisen. Vermehrte Flüssigkeitszufuhr wirkt sich individuell höchst verschieden aus, ebenso wie bei Menschen mit Diarrhöeneigung bei anatomisch intaktem Darm. Allerdings ist bei diesen die Verwässerung des Kotes meist mehr von Gestaltung des Sekretstromes als vom Getränk abhängig.

Die Furcht vor Zufuhr von Fett in geeigneter Weise ist unbegründet, da Fett als extrem dünndarmverdaulich bezeichnet werden kann. Nur gebratene Fette können unter Umständen als Reizkörper Schaden anrichten.

Im übrigen wird man, so wie bei Neigung zu Diarrhöen eines anatomisch intakten Darmes, die bestbekömmliche Kost durch Ausprobieren ermitteln. Kotverhärtung bildet eine Gefahr für den Kunstafter und zwingt uns eine flüssigkeitsreichere, schlackenreiche Kost (ausgesprochene Antiobstipationskost) auf, während weicher oder diarrhoischer Stuhl flüssigkeitsbeschränkte, schlackenarme Kost verlangt. Alle Zwischenstufen zwischen antidiarrhoischen und Antiobstipationsdiäten können im Einzelfall optimale Wirkung erzielen.

Als wichtige Allgemeinregel gilt für jeden Fall: *gutes Kauen, Regelmäßigkeit der Mahlzeiten,* will man regelmäßige Stuhlzeiten erzielen. So wie bei der neurogenen Obstipation führt auch in diesen Fällen der erzieherische Einfluß genauester Einteilung des täglichen Lebens (Schlaf- und Essenszeit, körperliche Bewegung usw.) zu regelmäßiger, möglichst nur ein- bis zweimaliger Stuhlentleerung. Dann kann die Stuhlentleerung dem Willen des Patienten unterworfen und die Funktion des Anus praeternaturalis zu einer vollgültigen gestaltet werden.

d) Rectumoperationen.

Operationen am Rectum verdienen hinsichtlich diätetischer Nachbehandlung gesonderte Betrachtung; denn das Rectum dient im wesentlichen nur der Sammlung und dem endgültigen Abtransport des Kotes.

Nach Resektion und Amputation des Rectums (Anus sacralis), ebenso wie nach Operation von Analfissuren, Hämorrhoiden, Analprolaps, Analfistel wird die Ernährung in den ersten postoperativen Tagen gleichsinnig weitgehende Entlastung des operativ betroffenen Darmabschnittes erstreben müssen. Vor der Operation wird der Darm gründlichst entleert, wenn möglich durch hohen Einlauf unter Zuhilfenahme von Ricinusöl. Die Abführmaßnahmen müssen entsprechend früh eingeleitet werden, damit ihre Nachwirkungen die kurz vor der Operation einzusetzende Opiumwirkung nicht stören.

In den beiden ersten Tagen nach Operation wird weiterhin Opium zugeführt. Oral wird nur unbedingt notwendige Flüssigkeitsmenge gegeben. Der *weitere Kostaufbau* sieht zunächst schlackenarme Ernährung wie nach Dünndarmresektion (s. S. 112) vor, um möglichst geringe Stuhlquantitäten zu erzeugen, denn die Hauptaufgabe besteht darin, unmittelbar im Anschluß an die Operation Stuhlproduktion auf 3—4 Tage hintanzuhalten, dann durch Gleitmittel oder Ölzufuhr mittels Katheters den Stuhl zu erweichen und damit mechanisch reizlose Stuhlentleerung zu gewährleisten. Aber diese unphysiologischen Hilfsmittel sind nur solange erlaubt, wie es aus postoperationstechnischen Gründen notwendig erscheint, d. h. solange die Wundheilung noch nicht gesichert ist. Auf die Dauer würden sie verwöhnend und schwächend auf den neuro-muskulären Förderungsapparat des Darmes einwirken und damit schädlichen Reiz auf die Analgegend ausüben. Sog. leichte, d. h. schlakkenarme Kost führt zu Kotverhärtung und alimentär bedingter Stuhlträgheit, die oft gerade Ursache der zur Operation zwingenden Leiden war. In dieser Nachperiode ist im Gegenteil schlackenreichere Kost am Platze, die geschmeidigen Kot liefert. Im Beginn der schlackenreicheren Ernährungsperiode sind manchmal Gleitmittel (Paraffinum liquidum) oder auch Rhabarberpulver (s. S. 23) unerläßlich; bei Spasmen im Bereich des Sigmas auch kleine Atropingaben (etwa zweimal täglich $^1/_2$ mg).

Wenn die Wundverhältnisse (Heilungsdauer, Fistel nach Resektion des Rectums usw.) länger dauernde Entlastung verlangen, wird gewöhnlich der nach *Dünndarmresektion* (s. S. 112) beschriebene Kostaufbau, d. h. schlackenarme, dünndarmresorbierbare Kost längere Zeit hindurch fortgesetzt. Wir möchten aber ausdrücklich erwähnen, daß wir auch unter diesen Umständen oftmals mit großem Vorteil zu schlackenreicherer Kost frühzeitig übergingen.

e) Colitis.

Colitis in ihren verschiedenen Erscheinungsformen (Colitis ulcerosa, suppurativa, chronica) oder chronische Ruhr oder andere mit verschiedensten pathologisch-anatomischen oder klinischen Namen belegte Erkrankungen des Colons können auch auf chirurgischen Abteilungen diätetisch behandelt werden müssen. Bei etwaigen Operationen richtet sich der Kostaufbau nach den dann vorliegenden operativ geschaffenen Veränderungen, sei es daß Cöcostomie, Dickdarmausschaltung oder -resektion durchgeführt wurden (s. dort). Treten sie als Begleiterkrankung auf, so richtet sich die Ernährung nicht nach der Diagnose Colitis, sondern nach dem vorherrschenden Symptom, d. h. nach der Art der Durchfallserkrankung im Sinne einer Fäulnis- oder Gärungsdyspepsie. Allerdings findet man bei wahrer Colitis gravis (ulcerosa, putrida) fast stets *faulige* Fermentationen im Dickdarm, wenn auch Indicanvermehrung wegen der reichlichen und schnellen Kotentleerungen öfters ausbleibt. Nicht zu vergessen ist, daß auch bei Colitiden, namentlich dysenterischen Ursprunges, häufig nach starken Spasmen sekundäre Obstipation auftritt, die oft als Besserung gewertet wird. In Wirklichkeit ist diese Inhaltsstauung für den schwer entzündeten Darm schädlich; sie vermehrt die Fäulnisprodukte und verstärkt damit die Reizwirkung auf den geschwürigen Darm. Die Spasmen müssen mit Atropingaben oder anderen Spasmolyticis, die gleichzeitig antiseptische Wirkung haben (wie Rivanol), bekämpft werden.

An dieser Stelle ist warnend zu erwähnen, daß die Diagnose „Colitis" viel zu häufig aus der Angabe des Patienten („Eiter- und Blutabgang") oder aus einer Röntgenuntersuchung gestellt wird und deshalb fälschlich eine „dickdarmschonende", dünndarmverdauliche Kost gegeben wird. In Wirklichkeit handelt es sich oft um Krankheitsbilder im Sinne der Colica mucosa (fälschlich auch Colitis membranacea genannt). Rektoskopie sollte möglichst nie versäumt werden. Sie entsteht fast immer auf Grundlage chronischer Stuhlträgheit mit Kotverhärtung, was meistens durch neuro-muskuläre Unstimmigkeiten bedingt ist (Vergesellschaftung von Spasmen mit träger Peristaltik; dabei vermehrte Schleimsekretion im Dickdarm als Abwehrreaktion). Gewöhnlich handelt es sich um ganz oberflächliche Reizzustände der Schleimhaut (Colitis superficialis), wozu an einzelnen Stellen oberflächliche Erosionen treten können. Bei grober Vernachlässigung kann der entzündliche Prozeß tiefer greifen und sogar zu leicht eitriger Beschaffenheit des Sekretes führen. Zum Unterschied von der wahren Colitis gravis bleiben diese

Formen sekundärer Colitis so gut wie immer auf kleine Abschnitte beschränkt. Diese Form bedarf keines chirurgischen Eingriffes. Sie ist diätetischer Behandlung leicht zugänglich, und zwar mittels Antiobstipationskost, die freilich vorsichtig und mit besonders geschicktem Aufbau durchzuführen ist (Aufgabe des Internisten). Meist sind dann schon nach einer Woche die Erosionen und sonstigen Entzündungsherde verschwunden, selbst wenn die Entzündung eine nicht ganz oberflächliche geblieben war.

f) Fremdkörper im Verdauungstrakt.

Fremdkörper im Verdauungstrakt geben dann zu diätetischen Maßnahmen Anlaß, wenn sie nicht dringlicher Operation (Perforationsgefahr) bedürfen. Die Kost soll den Fremdkörper einbetten, ohne den Darm mechanisch zu reizen, ferner weichen und voluminösen Stuhl gewährleisten, ohne übermäßige Peristaltik hervorzurufen (Cave Abführmittel!). Es werden deshalb aus schlackenreichem Material solche Quellkörper ausgewählt, die unmittelbaren mechanischen Reiz auf die Darmwand vermeiden. Deshalb gibt man Breie von Linsen, Erbsen; auch Sauerkraut, letzteres untermischt mit Kartoffelbrei.

g) Komplikationen nach Darmoperationen.

1. Erbrechen. Erbrechen nach Darmoperationen wird zu grundsätzlich gleichen Erwägungen führen wie Erbrechen nach Magenoperationen (s. S. 35ff.). Dort sind ursächliche Möglichkeiten ausführlich besprochen. Wir weisen erneut darauf hin, daß bei weitem nicht immer die Ursache des Erbrechens im Operationsbereich (Peritoneum, Darmparese) selbst zu suchen ist. Dies gilt vor allem für das unmittelbar der Operation folgende Erbrechen. Tritt dagegen bei zunächst ungestörtem postoperativem Verlauf Erbrechen auf, sei es gelegentlich, sei es gehäuft, wird man eher an operativ technische Mängel denken müssen. Außer den schon obenerwähnten Störungen kommt es aber, vor allem nach Dünndarm-, gelegentlich auch nach Dickdarmeingriffen zu Erbrechen, das durch gestörte Resorption der Nährstoffe bedingt ist. Dyspeptische Störungen (Eiweißfäulnis, nachweisbar an gesteigerter Indicanmenge im Harn, s. S. 39) werden häufig gerade postoperativ durch Brechdurchfall eingeleitet.

Jedenfalls zwingt gehäuftes Auftreten von Erbrechen nach Darmoperationen, gleichviel welcher Ursache, vorerst zu einem Vorgehen, wie es nach dem Grundsatz der Ruhigstellung und Schonung bei Erbrechen nach Magenoperationen S. 36 unter a) beschrieben ist. Das weitere Vorgehen wird bestimmt sein durch den Erfolg dieser Maßnahmen. Kommt das Erbrechen nicht zum Stillstand, wobei man sich außer diätetischer Maßnahmen der gelegentlichen Anwendung von

Skopolamin bedienen kann (s. S. 37), wird die Frage erneuten operativen Eingriffes zu erwägen sein. Steht das Erbrechen nach der Hungerperiode, so wird der Wiederaufbau der Kost etwaigen entzündlichen Zuständen Rechnung tragen müssen, d. h. im antiphlogistischen Sinne und damit auch völlig salzlos gestaltet sein. Im praktischen Vorgehen wird man dann wieder mit einer Kost beginnen, wie sie für den 1. bis 3. Tag nach gestörter Dünndarmverdauung beschrieben ist (s. S. 112). Ausgesprochene Fäulnisdyspepsie als Ursache des Erbrechens zwingt zu einer Ernährung, wie sie als Kost bei Fäulnisdyspepsie beschrieben worden ist (s. S. 112).

2. Durchfallserkrankungen. Durchfallserkrankungen nach Dünndarmoperationen, vor allem nach Resektion großer *Dünndarm*abschnitte, können schon allein dann auftreten, wenn die verkürzte Resorptionszeit nach Verlust größerer Darmabschnitte den Übertritt von nicht völlig verarbeitetem Chymus in den Dickdarm zur Folge hat. Erhält der Dickdarm zu viel dünndarmresorbierbares Material, genügt häufig dieser Reiz auf die Schleimhaut, um überschnellen Kotlauf hervorzurufen. Erst mit der Zeit wird der Dickdarm sich an diese neue Belastung gewöhnen können. Aufgabe der Ernährung muß es sein, durch Prophylaxe dünndarmbedingte Fäulnisdyspepsie zu vermeiden. Ebenso kann nach Dünndarmeingriffen, häufiger noch nach *Dickdarm*eingriffen, Umstimmung der darmheimischen Flora oder Beschickung des Dickdarmes mit einem Material, das über das physiologische Maß hinaus gärungsfähig ist, zu Durchfallserkrankung im Sinne einer Gärungsdyspepsie führen.

Die Ernährung wird in einer Weise durchgeführt werden, wie sie ausführlich für alle Abarten der Spätdiarrhöen nach Magenoperationen (s. S. 41 ff.) beschrieben wurde. Darüber hinaus ist zu beachten, daß gestörte Dickdarmfunktion mit mangelhafter Wasserrückresorption einhergehen kann. Es genügt deshalb häufig, nach Resektion oder Ausschaltung von Dickdarmabschnitten entsprechende Regulierung der Flüssigkeitszufuhr vorzunehmen, um durch Flüssigkeitsbeschränkung den diarrhoischen Stuhl zu gewünschter Konsistenz einzudicken.

3. Verstopfung. Verstopfung nach Darmeingriffen ist häufig eine zwangsläufige Folge der bewußt durchgeführten schlackenarmen Kost. In dieser Zeit wird man gelegentliche Nachhilfen in Form von Einläufen oder reizloser Medikamente wie Milchzucker (s. S. 42) oder Gleitmittel wie Paraffinum liquidum oder Rhabarberpulver (s. S. 23) anwenden müssen. Wie sehr man aber darauf achten muß, die Schonkostperiode nur so kurz als nötig auszudehnen, wurde schon ausführlich in den entsprechenden Kapiteln besprochen. Immer muß das Streben darauf gerichtet sein, möglichst frühzeitig schlackenreiche Kost zuzuführen, wenn Neigung zu Stuhlträgheit auftritt. Nähere Angaben siehe entsprechende Kapitel. Gelegentlich beruht auch scheinbare Durchfallserkrankung auf bestehender Obstipation, indem Abtransport der Schlacken in den Enddarm verzögert ist, dort aber durch Reizzustände Eindickung erschwert wird und somit bei Stagnation in oberen Dickdarmabschnitten dünnflüssige Ausscheidung aus unteren Dickdarmabschnitten erfolgt.

Bei allen diesen Zuständen ist die Zufuhr schlackenreicher Nahrungsmittel (Quellkörper wie Schrotmehl, Grahambrot, wenn möglich cellulosereiche Gemüse) anzuwenden; ferner geweichtes Dörrobst (Natur oder als Mus) und Zulage frischen Obstes oder frischen Obstsaftes mit seiner leicht abführenden Wirkung. Voraussetzung ist, daß die Zufuhr dieser Nahrungsmittel sich im Rahmen des gegebenen Kostaufbaues ermöglichen läßt.

Beobachtet man „operativ geschaffene atonische Obstipation" (im Sinne des Ascendenstypus der atonischen Obstipation bei Nichtoperierten), so wird sich auch hier möglichst frühzeitige Anwendung von schlackenreicherer, wasserbindender Kost (Quellkörper wie mechanisch nicht reizende Schrotmehlsuppe) lohnen. Es handelt sich fast immer um alimentär bedingte Mischformen atonischer und spastischer Obstipation, die diätetisch gut zu beeinflussen sind. Im Laufe endgültiger Wundheilung schwindet auch die Innervationsstörung. Führt die Atonie zu wirklicher Darmlähmung, so muß der Versuch medikamentöser Beeinflussung gemacht werden, während jegliche Nahrungszufuhr unterbleibt.

Unmittelbar nach der Operation wird man sich derjenigen Medikamente enthalten, die außer den angeführten bei Behandlung von Stuhlträgheit Nichtoperierter empfohlen werden, wie Phenolphthalein, Hefepräparate und sonstiger chemisch oder mechanisch angreifender Mittel. Auch direkt als Quellkörper wirkende Mittel wie Agar-Agar, Kohle mit Schleim versetzt und ähnliche Präparate sind zunächst kontraindiziert, da sie zu starker mechanischer Reizung des Darmes, unter Umständen der Darmnaht führen können.

Im späteren postoperativen Ablauf nach Darmoperationen werden häufig „Adhäsionen" fälschlich beschuldigt, chronische Stuhlträgheit zu bedingen. Statt diätetisch die Obstipation zu bekämpfen, werden erneute Eingriffe vorgeschlagen. Kaum jemals sind es Adhäsionen, die bei diesen Störungen zur Obstipation führen; zumeist handelt es sich um *alimentär* bedingte Obstipation. Geringfügige Beschwerden nach Abdominaloperationen veranlassen Arzt und Patient, in der Kostauswahl „leicht verdauliche" Speisen zu bevorzugen. Folgerichtig führt Schlackenarmut zur Obstipation. Spielend überwindet diätetische Behandlung diese Stuhlträgheit, während erneuter Eingriff neben der Möglichkeit neuer Adhäsionsbildung vor allem eine feste psychische

Verankerung des Begriffes „bauchkrank“ für den Patienten bedeutet. Ausnahme bilden neben Adhäsionen bei chronischer Appendicitis jene flächen- oder strangförmigen Adhäsionen, die zu Subileus- und Ileuserscheinungen führen (s. S. 73 u. 74).

3. Diätetik bei Operationen am Gallensystem.

a) Einleitung.

Bei *akuten Erkrankungen* des Gallensystems, die unter vitaler Indikation schnellstens zu operativem Handeln drängen, fällt natürlich jegliche diätetische Vorbereitung weg, abgesehen von den meist auf Karenz hinauslaufenden Maßnahmen, die bei jeder abdominellen Großoperation üblich sind. Die Ernährungsaufgabe beginnt erst nach der Operation. Als Leitmotiv in der Ernährung bei Erkrankungen des Gallensystems kann grundsätzlich dasselbe gelten, gleichgültig ob interne Behandlung durchgeführt werden soll, eine Operation vorbereitet oder die Nachbehandlung eingeleitet wird. Durch möglichste *Schonung* ist das erkrankte Organgebiet vor Reizen zu bewahren, wie sie Belastung durch normale Kost unzweifelhaft mit sich bringen würde. Deshalb ist vor allem solche Kost zu vermeiden, welche die Gallenblase stark erregt. Zu Erregern gehören insbesondere *Fette* jeder Art, Eidotter, Fleisch, Fleischbrühe, sämtliche alkoholischen Getränke, Kaffee (auch coffeinfreier Kaffee), Mineralwässer und die meisten pflanzlichen Gewürzstoffe. Des weiteren aber auch jede *reichliche Einzelmahlzeit,* gleichgültig welchen Inhaltes. Da es sich fast stets um Entzündung oder mindestens um Entzündungsgefahr handelt, gestalte man die Kost antiphlogistisch, d. h. höchst *kochsalzarm.*

Wenn *kurzes Abwarten* bis zur Operation (etliche Tage) möglich und erwünscht ist, sind in der Kost alle Gallenblasenerreger auszuschließen. Häufige kleine Mahlzeiten sind am Platze, unter Umständen sogar „Stundendiät“, d. h. das unter Tag etwa zehnmal wiederkehrende Verabfolgen von 100 bis höchstens 150 g (bzw. ccm) kochsalzarmer Nahrung. Beherrschend in der Kost seien die *Kohlenhydratträger.* Man reiche daher Mus von gekochtem Obst (am besten Äpfel) und Obstsäfte, Breie aus feinem Gerstenmehl, Weizenmehl, Stärkemehlen, wie Maizena, Mondamin, Tapioka usw., Reis, letzterer durchgeschlagen und evtl. mit Zuckerzusatz. Aus der Milchgruppe wähle man ungesalzene und gleichzeitig äußerst fettarme Magermilch und Buttermilch; des weiteren sind erlaubt ungesalzene Wasser- und Magermilchsuppen.

Bei *längerer Wartezeit* und bei allen *Intervalloperationen* läßt sich durch die eben beschriebene diätetische Vorbereitung Erhebliches leisten mit dem Zweck, vermehrtes Auftreten entzündlicher Schübe zu vermeiden, um nicht aus der geplanten Intervalloperation eine dringlich notwendige zu machen. Zunächst sollen auch bei dieser verlängerten diätetischen Vorbereitungskur die obenerwähnten, teils pharmakologisch, teils auch nur empirisch als Erreger des Gallen- und Gallenblasensystems erkannten Nahrungsstoffe ausfallen bzw. bei bestimmter Indikation nur als Medikamente verwendet werden. Wenn nicht besondere Umstände (s. Punkt 1—6 unter Kostaufbau s. unten) das Heranziehen bestimmter Nahrungsmittel verbieten oder fordern, wird die Kost ergänzt durch Gebäcke (unter Umständen sogar Weizen-Grahambrot; s. Nr. 4 unter Kostaufbau s. unten), Kartoffelbrei und Breie von Gemüsen. Bei längerer Warteperiode kann man auch Fleisch- und Fischspeisen in kleineren Mengen zubilligen, wenn sie in gekochtem Zustand fettarm zugeführt werden, da sie dann in bezug auf das Gallensystem nur als Erreger zweiter Ordnung aufzufassen sind. Ebenso sind Eierklar und fettarmer Käse (Topfen) erlaubt.

b) Kostaufbau nach Operation.

Nach der Operation wird der Ernährungsaufbau sich zunächst nach den Grundsätzen der Schonung, des Fernhaltens der Erreger des Gallensystemes zu richten haben, so daß sich eine *kurzfristige* und im wesentlichen *für alle Operationen am Gallensystem gleichsinnig* gestaltete Schonungsperiode anschließt. Je energischer und zielbewußter diese Schonung durchgeführt wird, um so rascher wird man bald zu ausreichender und wenig beschränkter Ernährung gelangen können.

In den ersten postoperativen Tagen setzt sich die Ernährung folgendermaßen zusammen: nach Belieben gezuckerter Tee, frische Preßsäfte rohen Obstes, evtl. gesüßt; fettlose Haferschleimsuppe; dünner Apfelbrei oder Breie von getrockneten und gekochten Pflaumen. Bevor die Kost über diese allgemeinen Regeln hinaus erweitert werden kann, sind unter Umständen gewisse diätetische Sondermaßnahmen nötig.

1. Auf etwaige Erkrankungen *anderer Organe* hat die Ernährungsform weitgehend Rücksicht zu nehmen. Sie können dazu zwingen, das entwickelte Programm einzuschränken, z. B. bei verminderter Leistungskraft der Nieren.

2. Die Verhältnisse am *Magen* sind stets zu berücksichtigen; außer etwaiger Ulcuskrankheit oder Gastritis auch ganz im allgemeinen das Verhalten der Sekretion und der Motilität, da deren Abwegigkeiten und das Versäumen diätetischer Anpassung an dieselben sich mit größter Wahrscheinlichkeit ungünstig auf Gallenbildung, Gallenförderung und auf entzündliche Zustände an der Gallenblase auswirken würden. Bei Vorhandensein dieser Störungen wird man sich der Zufuhr von Rohmaterial und solcher Arten gekochter Nahrungsmittel, die der Einwirkung der Magensalzsäure bedürfen, zu enthalten haben (s. S. 4).

3. Bei *Gallenstauung und Ikterus* ist weitgehende Entziehung der Fette hauptsächliches Erfordernis. Ferner wird man sich bis zum Abklingen des Ikterus lediglich der Kohlenhydratträger unter besonderer Bevorzugung von Obst zu bedienen haben. Für kurze Zeit (4—5 Tage) kann man sich auf reine Obstkost (Obst roh oder gedünstet, Fruchtsäfte) und auf Zucker beschränken, einschließlich Milchzuckers (siehe S. 42). Auch gut zu kauendes Trockenobst, vermengt mit Apfelmus, kann herangezogen werden (Feigen, Datteln, Pflaumen, Rosinen, Korinthen). Der weitere Kostaufbau richtet sich nach dem bei Gallenleiden beschriebenen (s. S. 114). Dabei wird weiterhin noch in der Zubereitung Salz und Fett eingeschränkt, z. B. bei Bereitung von Frischgemüsen, von an sich magerem Fleisch oder bei der Auswahl mageren kalten Aufschnittes. Zwischen diese erweiterte Kost wird wöchentlich zweimal je ein Einzelobsttag eingeschaltet.

4. Unter *Darmstörungen* treten bei Krankheiten des Gallensystems *diarrhoische* Zustände stark zurück. Man hüte sich vor sofortiger Anwendung von Opiaten, sondern beschränke sein Vorgehen zunächst lediglich auf diätetische Maßnahmen. Nach Einschalten eines Hungertages folge reine Zuckerkost in Form eines Zuckertages (s. S. 112), wie sie als Vorgehen bei fäulnisdyspeptischen Diarrhöen beschrieben wurde.

Stuhlträgheit ist dagegen sehr häufig und kann ernstliche Schwierigkeiten bereiten. Sorge für regelrechten Stuhlgang ist eines der wichtigsten Mittel, das Intervall bis zur Operation beschwerdefrei zu machen und darüber hinaus in der Nachsorge den Operierten beschwerdefrei zu halten. Dies muß, wenn irgend möglich, ohne Medikamente erzielt werden. Am wertvollsten erweist sich bei Gallenleiden Weizenschrotbrot, das sogar zu einem Hauptstück der Kost gemacht werden darf und soll, wenn nicht besondere Zustände des Magens Einspruch erheben (s. Entlassungskostverordnung nach Gallenblasenoperation; Zusatz bei Stuhlträgheit S. 117). Gemüse, Suppen und Breie aus Weizenschrotmehl und Obst (geweichte getrocknete Pflaumen) unterstützen diese Wirkung. Von Medikamenten, die man manchmal nicht ganz umgehen kann, sind nur mildwirkende brauchbar wie Magnesia usta, Rhabarberpulver (s. S. 23), Paraffinum liquidum. Magnesium sulfuricum und die bittersalzhältigen Mineralwässer stelle man aber dem Patienten nicht zu freier Verfügung; sie sind Erreger der Gallenblasenmuskulatur. Davon wird nur der Arzt bei geeigneten Fällen Gebrauch machen.

Wir betonen die diätetische Fürsorge als vorbeugende Maßnahme gegen Stuhlträgheit sehr stark, weil im Rahmen postoperativer Nachsorge ungemein häufig der Fehler gemacht wird, durch sog. „leichte Magenkost" alimentäre Obstipation großzuziehen und diese dann wiederum durch Medikamente und Mineralwasserkuren zu bekämpfen. Die diätetische Kunst hält mildere und viel sicherer zu berechnende

Maßnahmen zum Verhüten der Stuhlträgheit bereit. Jedenfalls trauen wir sachgemäßen diätetischen Dauermaßnahmen (und dazu gehört der diätetische Dauerkampf gegen Stuhlträgheit) mehr zu als dreiwöchigen Mineralwassertrinkkuren.

5. *Fettleibigkeit* kann in der Wartezeit als Vorbereitung zu einer Intervalloperation zweckmäßig bekämpft werden (s. S. 9). Schon aus allgemein operationstechnischen Gründen und hinsichtlich glatten postoperativen Verlaufes ist dies erwünscht. Die oben beschriebene Kostauswahl bietet an sich bequeme Gelegenheit zu calorischer Unterernährung (Beschränkung von Fett und Gabe magerer Kohlenhydratträger, mageren Fleisches und von Gemüse. Dazu kommen weitere Gewichtsverluste durch Entwässerung (s. S. 5), hervorgerufen durch einzuschaltende kochsalzfreie Obsttage, welche die Fettsucht durch Wasserentziehung und das Gallensystem durch Schonung günstig beeinflussen. Dieses Vorgehen bei Fettsucht ist um so beachtlicher, als gerade Unmäßigkeit im Essen nnd Trinken Erkrankungen des Gallensystems auslösen können.

6. *Zuckerkrankheit* und Gallenleiden treffen häufig zusammen. Um so wichtiger ist eine genaue Harnuntersuchung bei Erkrankungen des Gallensystems, um vorliegende Zuckerkrankheit, evtl. auch nur transitorische Glykosurie erfassen und entsprechend behandeln zu können. Dabei werden wir von den geschilderten Grundsätzen der Gallenschonkost nicht abzuweichen brauchen, sondern die Kohlenhydratträger lediglich unter Rücksichtnahme auf den Diabetes nach der Toleranz bemessen. Eiweiß- und Fettzufuhr lassen sich ohne Bedenken für den Verlauf des Diabetes beschränken; Kohlenhydrate dagegen werden um so eher Anwendung finden können, als gerade entzündliche Erkrankungen, gleichviel welcher Ursache, an sich schon wegen Gefahr der Acetonbildung reichliche und alleinige Zufuhr von Kohlenhydrat verlangen (unter Umständen mit Insulin abgedeckt). Für die praktische Durchführung verweisen wir auf den eigens beschriebenen Kostaufbau (siehe S. 124 VI.).

Außer den in Punkt 1—6 beschriebenen, gelegentlich notwendigen diätetischen Sondermaßnahmen gelten für alle Kranken folgende *allgemeingültige Regeln*:

Sorgsames Kauen und langsames Essen.

Vermeiden jeglicher Unmäßigkeit im Essen und Trinken.

Keine großen Einzelmahlzeiten (3 Haupt- und 2 Zwischenmahlzeiten).

Keine alkoholischen Getränke.

Kein gebratenes Fett.

Sorge für durchaus ordnungsgemäße Kotentleerung.

Auch die *Entlassungskostverordnung* muß sich noch an diese Maßnahmen und Grundregeln halten. Folgt der Operation eine nicht zu kurz bemessene Schonperiode (Verlauf des Kostaufbaues s. S. 114), so wird man trotz Beachtung aller notwendigen Gesichtspunkte auf allzu einschneidende langfristige Verbote verzichten können.

Wir verweisen erneut in diesem Zusammenhang auf die alimentäre Obstipation, die regelmäßig postoperativer, zu lang angewandter „Schonkost" folgt. So wird auch Fleisch noch späterhin häufig verboten oder nur in Form von „weißem Fleisch" erlaubt, während es unter entsprechender Zubereitung bei sonst ungestörter Magenarbeit (s. S. 65) ohne Schaden gegeben werden kann.

Dann ist die Entlassungskost mühelos und reichhaltiger gestaltet durchzuführen. Allerdings unter der Einschränkung, daß in der späteren postoperativen Zeit, bereits nach Monaten und öfters wiederholt „*Schonkuren für das Gallensystem*" angeordnet werden. Die Kost sei dabei vor allem fettfrei bzw. fettarm und werde entweder nach der auf S. 114 beschriebenen Vorschrift aufgebaut oder man gestalte sie in Form der altbekannten Traubenkuren (oder sonstiger Obstkuren). Auf alle Fälle aber sind aller 1—2 Wochen „*Einzelschontage*" anzuraten, die z. B. in Form eines Reis-Obsttages (s. S. 119) durchgeführt werden können.

Praktische Durchführung des Kostaufbaues s. S. 114.

c) Cholecystektomie und Cholecystotomie.

Wenn nach Entfernen der Gallenblase Abfluß der Galle in den Darm gesichert ist, kann die Ernährung entsprechend dem geschilderten Vorgehen eingestellt werden. Allerdings kann in den ersten postoperativen Tagen der Gallenabfluß durch Schwellung der Schleimhaut im Operationsbereich oder an der Papille (z. B. Steinabgang kurz vor der Operation) vorübergehend gestört sein; darum ist der vorgesehene Kostaufbau prophylaktisch derart gestaltet, daß Galle bei der Verdauung sowieso belanglos ist. Die an sich nötige Zufuhr salzloser Kohlenhydratträger unterstützt rasches Abschwellen der Schleimhaut und erleichtert dadurch den Gallenabfluß. Praktischer Kostaufbau s. S. 114.

Das gleiche Vorgehen kommt nach *Cholecystotomie* in Frage.

d) Choledochusdrainage.

Die Choledochusdrainage ist Methode der Wahl bei cholangitischen Prozessen allein und bei solchen, die mit akuter Pankreatitis vergesellschaftet sind. Die Ernährung wird mit besonderem Nachdruck und auf längere Zeitdauer folgenden Tatsachen Rechnung tragen müssen:

1. Die Galle fließt nur in geringer Menge in den Darm, größtenteils aber nach außen;
2. die in den Darm gelangende Galle ist infiziert;

3. der Zufluß reiner Galle kann in genügender Menge erst nach Rückgang der Entzündung, nach Entfernung des Choledochusdrains und Heilung der Choledochotomiewunde stattfinden;

4. die fieberhafte (septische) Erkrankung fordert schon an sich sehr vorsichtige Ernährung entsprechend dem vorgesehenen Kostaufbau.

Die diätetische Schonperiode wird womöglich so lange ausgedehnt werden müssen, bis ungestörter Zufluß reiner Galle in den Darm gewährleistet erscheint (etwa 14 Tage post. op.). Wenn aber die Schonperiode auf längere Zeit ausgedehnt werden muß, wird man sich bei der Kostauswahl, um allzu einförmige Kost zu vermeiden, möglichst *verschiedenartiger* kohlenhydratreicher Nahrungsmittel zu bedienen haben. Auf lange Zeit kommt man allerdings mit Kohlenhydratträgern allein nicht aus; gewöhnlich genügt nur wenig Galle, um einiges Fett zu verdauen. Wenn man auch Eiweiß in Form von Fleisch vermeiden will, so kann man doch Topfen feinster Verteilung und Eierklar in Anwendung bringen. Wie man am besten möglichst verschiedenartige Kohlenhydrate in der Ernährung unterbringen kann, lehrt für den praktischen Gebrauch der Kostaufbau nach Magenresektion B II (3. bis 6. Tag; s. S. 107).

Bleibt die Gallenblase aus technischen Gründen bei Choledochusdrainage zurück, so müssen im gleichen Kostaufbau besonders Gallenblasenlockmittel (Fett, Eidotter und Peptone) vermieden werden.

Zwingt ein Papillenstein zur *Eröffnung* des *Duodenums*, so verlangt die Naht der Duodenalwunde zunächst Schonung (2 Tage rectale Flüssigkeitszufuhr), dann erst folgt gleiches diätetisches Vorgehen. Dasselbe gilt, wenn zur Entlastung der transduodenalen Choledochotomie eine Gastroenterostomie angelegt wurde.

e) Cholecysto-Gastrostomie.

Muß (bei durchgängigem Ductus cysticus) wegen eines Carcinoms des Choledochus selbst oder des Pankreaskopfes oder bei chronischer Pankreatitis eine innere Gallenfistel als Palliativoperation angelegt werden, so ist die breite Gallenblasen-Magenfistel Methode der Wahl. Direkt in den Magen abfließende Galle dient kaum regelrechter Fettverdauung (wenn auch bei Anacidität eine gewisse Fettverdauung im Magen nachweisbar ist), da diese erst im gewohnten Milieu des Duodenums stattfinden kann. Ferner erfordert die bei Carcinom gewöhnlich bestehende Achylie weitgehende Berücksichtigung in der Kost. Man kommt meist mit dem für längere Schonperiode nach Gallenblasenoperation beschriebenen Kostaufbau (s. S. 114) aus, unter besonderer Berücksichtigung etwaiger Achylie Punkt 2 (S. 65). (Gleiches Vorgehen bei der Cholecystoduodenostomie, bei versenktem Gummidrain nach Choledochusplastik.)

f) Gallenfistel.

Eine Gallenfistel, folgt sie einer Cholecystostomie oder Cholecystektomie (aufgegangener Cysticusstumpf) oder Choledochotomie, ist weder diätetisch noch durch Flüssigkeitsbeschränkung trocken zu legen, auch wenn der Abfluß durch die Papille unbehindert ist (vgl. im Gegensatz dazu Fistel der Magendarmanastomose bei B II, offener Duodenalstumpf; s. S. 44). Während der üblichen Beobachtungszeit bis zu evtl. notwendiger Reoperation ist eine der Gallenfistel selbst angepaßte diätetische Beschränkung gänzlich zwecklos. Die Kost wird entsprechend dem Grundleiden weitergeführt.

g) Ikterus.

Gelegentlich zwingt Ikterus als cholämischer Symptomenkomplex die Operation so lange hinauszuschieben, bis der Patient durch übliche Maßnahmen (Calciummedikation, Milzbestrahlung usw.) operationsfähig wird. Die Ernährung in dieser Zeit ist wieder dem Kostaufbau anzugleichen, wie er für längere Schonperiode des Gallensystems gelegentlich der Choledochusdrainage beschrieben wurde. Bei cholämischen Zuständen eignet sich am besten reine Obst- bzw. Obstsaftkost.

Über *Gallenstauung und Ikterus* s. S. 66.

4. Diätetik bei Operationen am Pankreas.

Jede unmittelbar oder mittelbar das Pankreas angreifende Operation läßt die Frage aufwerfen, wieweit man im postoperativen Verlauf bei der Ernährung unnötige Reize für das Pankreas vermeiden kann. Übersieht man die umfassende Tätigkeit des Pankreas für Verdauung *aller Nährstoffe*, so erhellt von selbst die Schwierigkeit, eine „Pankreasschonungsdiät" aufzustellen. Eigentliche *Pankreasschonkost* in dem Sinne, daß man seine auf äußere Sekretion gerichtete Tätigkeit durch bestimmte Auswahl der Nährstoffe beachtenswerten Maßes entlasten und lähmen könnte, *gibt es nicht*. Es gilt das vor allem für die Frage der Beeinflußbarkeit von Pankreasfisteln, wie sie nach Magenoperationen (penetrierendes Ulcus), nach am Pankreas selbst angreifenden Operationen und nach Traumen des Pankreas selbst auftreten können. Unter diesem Gesichtspunkt wird auch die Divergenz empfohlener diätetischer Verfahren verständlich. So wird einerseits die Kohlenhydratüberschüttung bevorzugt, während von anderer Seite kohlenhydratfreie Fleischnahrung angepriesen wird. Alles in allem hat die Kostform bei Störungen des Bauchspeichelzuflusses mehr Rücksicht zu nehmen auf *Zuleitung der trotzdem verdaulichen und resorbierbaren Nährstoffe* als auf Schonung des Pankreas selbst.

Nicht einmal bei Beschränkung auf reine *Kohlenhydratkost* ist dies möglich, obwohl sie so gestaltet werden kann, daß sie zur Verdauung und regelrechter Resorption des Pankreassaftes nicht bedarf, und beschränkteren Maßes gilt dies letztere auch für *Proteine.* Dagegen bedürfen *Fette* weitestgehend der Mitwirkung des Bauchspeichels zu ordnungsmäßiger Verdauung und Resorption. Praktisch genommen leiden in bezug auf Fett diese Vorgänge fast gleichen Maßes, wenn auch nicht gleicher Art, bei vollständigem Ausfall des Pankreassaftes, bei vollständigem Ausfall der Galle oder bei vollständigem Ausfalle beider im Darm. Bei unvollständigem, aber immerhin weitgehenden Ausfall von Galle oder Pankreassekret wirkt sich spärlich empfangene Galle im Darm günstiger aus als spärliches Pankreassekret.

Im wahren Sinne des Wortes läßt sich Schonung für das Pankreas nur erzwingen in bezug auf seine *interne* (insuläre) *Sekretion.* Bei den weitaus meisten das Pankreas operativ betreffenden bzw. in Mitleidenschaft ziehenden Leiden ist und bleibt aber das Inselsystem vollauf leistungsfähig (über Operationen bei Diabetes s. S. 83). Wo dies nicht der Fall ist (Diabetes), kann *Insulin* weitgehend zur Unterstützung und Schonung des Inselsystems herangezogen werden.

Bei der Schwierigkeit, eine wirklich sachgemäße Pankreaskost aufzustellen, erscheint es zweckmäßig, die im folgenden beschriebenen Vorstellungen als Grundlagen für das praktische Vorgehen zu nehmen.

Von *Kohlenhydraten* beanspruchen die einfachen Zucker, wie Trauben- und Fruchtzucker, keinerlei Mitwirkung irgendeiner Verdauungsdrüse. Der übliche Speisezucker, ebenso wie Malzzucker und Dextrine finden auch ohne Zufluß von Pankreassaft im Darm genügend Fermente, um schnell in gut resorbierbare einfache Zucker übergeführt zu werden, so daß auch der in Früchten vorkommende Zucker zur Resorption kommt. Das Stärkemehl der Cerealien, Kartoffeln usw. kann durch sorgsames Kauen derart dextrinisiert werden, daß den darmeigenen zuckerspaltenden Fermenten vollwertige Aufarbeitung zu resorbierbarem Zucker gelingt. Gerade für Insuffizienz der äußeren Pankreassekretion gilt die *Bevorzugung von kaubaren, mehlhaltigen Nahrungsmitteln* vor den flüssigen und breiigen. Verschlechterung der Stärke- und Zuckerresorption kommt bei Ausfall des Pankreassaftes nur vor, wenn infolge übermäßigen Fettgehaltes im Dünndarmchymus und Kot der Transport des Darminhaltes ungebührlich beschleunigt und durch Einhüllung mit Fett der Zutritt der Fermente zu den Mehlstoffen erschwert wird.

Für die Ausnützung der *Proteine* ist es bei Ausfall der Pankreassekretion sehr wesentlich, daß sie gründlicher Pepsinsalzsäureverdauung im Magen unterstehen. Dann genügen die im Darm vorhandenen proteolytischen Kräfte, etwa $^3/_4$ der Stickstoffsubstanz resorbierbar zu machen. Fortgesetztes Darreichen guter Pankreatinpräparate kann die Resorption bis auf $^4/_5$ erhöhen. Die Ausnützungswerte vermindern sich, wenn viel unverdautes Fett den Darm belastet. Etwaiger Anacidität muß Rechnung getragen werden.

Die Ausnützung des *Fettes* sinkt bei Ausfall des Pankreassekretes bis auf 50% des normalen Wertes. Pankreatin vermag auch diesen Übelstand wesentlich zu bessern; z. B. sank der Fettverlust durch den Kot in einem Falle nach Verabfolgen von Pankreatin von 53 auf 17% der genossenen Menge. Im allgemeinen ist bescheidene Fettzufuhr, zeitweilig — auf Höhe der Funktionsstörung — sogar völliger Verzicht auf Fett ratsam, da das unverdaute Fett die Gesamtperistaltik des Darmes in solchen Fällen wesentlich beschleunigt und die Resorption der sonstigen Nährstoffe schädigt.

Alkoholische Getränke dürfen in zuträglichen Mengen als Nährwertspender herangezogen werden.

Kochsalz in größeren Mengen beschleunigt bei Pankreasinsuffizienz die Durchlaufgeschwindigkeit im Darm. Mäßige Mengen (etwa 5—6 g am Tage) schaden nicht und sind auf die Dauer als Natrium- und Chlorspender unentbehrlich. *Calcium carbonicum* (etwa je 2 g 3mal täglich, eine Stunde nach der Mahlzeit) begünstigt die Pankreatinwirkung. Auf die Wichtigkeit der Zufuhr von *Natrium bicarbonicum* sei ausdrücklich hingewiesen, falls die sekretorische Tätigkeit des Pankreas angeregt werden soll, da ohne solches das Pankreas keinen normal zusammengesetzten Saft bilden kann.

Will man die erwähnten Angaben aus der physiologischen und pathologischen Verdauungschemie zur Grundlage eines *Kostprogrammes* verwerten, so ergeben sich folgende *allgemeingültige Regeln*:

Die Kost bestehe vorwiegend aus kaupflichtigen Cerealien, Obst und sonstigen Zuckerstoffen, aus Eiweißträgern, bei deren Zubereitung unter Umständen auf mangelnde Magensalzsäureverhältnisse Rücksicht genommen werden muß. Die Kost sei ferner fettarm bis fettlos und kochsalzarm. Zulagen von Alkohol sind erlaubt.

Im praktischen Vorgehen wird man sich deshalb unter Berücksichtigung dieser Grundsätze an die Aufstellung halten, wie sie als Kostprogramm des 5. bis 7. Tages nach Operationen am Gallensystem (s. S. 114) beschrieben ist, und eine entsprechende Auswahl treffen.

5. Diätetik bei Peritonitis.

Bei *akuter diffuser Peritonitis* kommt, wenn überhaupt, stets nur sehr bescheidene Ernährung in Frage. Schon lange vor jeder theoretischen Betrachtungsweise führte die Erfahrung zu Beschränkung auf einfachste kohlenhydrathaltige Gerichte. Rücksicht auf die entzündlichen Zustände (Eiterung und Fieber) mahnt auch zum Ausschluß von Kochsalz. Den Anforderungen entsprechen eisgekühlte, evtl. gezuckerte Obstsäfte mit gleichzeitig erfrischender Wirkung. Diese kalten Getränke wirken meist auch dem Erbrechen entgegen, zumal wenn man die Zufuhr nicht dem Patienten überläßt, sondern die Getränke von der Schwester löffelweise eingegeben werden. Erlaubt es die vorliegende Grundkrankheit, so wird die Kost allmählich durch eisgekühlte Milch, Gelees von Milch und Orangensaft (Rp. Nr. 78, 86), dann Milch oder Weinchaudeau mit Biskuit erweitert werden können. Schematischer Kostaufbau in Form einer „Peritonitiskost" erübrigt sich, da auch bei dieser Komplikation Rücksicht auf die Grundkrankheit den Kostaufbau beherrschen muß.

Mit Absicht wird in diesem Zusammenhang auf *Einzelrezepte* und nicht auf einen schematischen Kostaufbau hingewiesen; denn bei Peritonitis kann der Arzt die Kost nicht einem bestimmten Aufbau folgen lassen, sondern er selbst muß am Krankenbett die von Fall zu Fall geeigneten Einzelgerichte verordnen.

Bei *umschriebener Peritonitis*, die zu abgekapselten Abscessen führen kann (perityphlitischer, pericholecystitischer, subphrenischer und Douglasabsceß), liegen die Dinge für diätetische Maßnahmen günstiger, sobald man der Abkapselung sicher ist. Bis dieses geschehen, hält sich die Kost am besten im gleichen oder nur leicht erweiterten Rahmen wie bei akuter diffuser Peritonitis. Des weiteren bis zur Operationsnotwendigkeit bleibe die Kost aber *antiphlogistisch* gerichtet, d. h. kochsalzarm und Kohlenhydratträger bevorzugend. Das Verteilen auf *kleinere Mahlzeiten* ist wichtig, da bei dem Reizzustand des Peritoneums starke Einzelfüllung des Magens und Darmes gelegentlich unerwünschte stürmische Peristaltik auslösen kann, selbst wenn im allgemeinen Neigung zu Stuhlträgheit (toxisch bedingt) vorliegt. Während fein verteilte Obst- und Gemüsegerichte und Obstsäfte zur Bekämpfung dieser Stuhlträgheit wünschenswert sind, übersehe man nicht, daß bei manchen Kranken die spezifischen, Peristaltik erregenden Stoffe dieser Nahrungsmittel sich in gleicher Weise auswirken können wie allzu große Einzelmahlzeiten; dann ist bei Zufuhr dieses Materials größte Vorsicht geboten. Gegen Milch, ungesalzene Milchgerichte, Eier und Butter in mäßigen Mengen, Kartoffeln, ungesalzene Teigwaren, Reis bestehen keine Bedenken. Mit Fleisch, auch mit Fisch, halte man zurück, solange Fieber besteht und auch stets dann, wenn deren Zulage die Indicanreaktion des Urins wesentlich vermehrt. Bei Stuhlträgheit während einer länger dauernden Ernährungsperiode (z. B. bei Douglasabsceß) ist Verabfolgen von ungesalzenem Weizengrahambrot oder schonender von Linsenmus gestattet. Sonst aber wird die Anwendung von Paraffinum liquidum, bei Spasmen des Colon auch von Atropin bessere Wirkung erzielen. Wenn dagegen der häufig elende Allgemeinzustand des Patienten gutes Kauen der Nahrung erschwert, ist auf feinst verteilte Nahrungsmittel besonderer Wert zu legen.

Die *tuberkulöse Peritonitis* verlangt zumeist die übliche Mast. In der Regel werden die dazu benötigten Fettmengen gut vertragen. Die häufig beobachtete Unregelmäßigkeit der Darmtätigkeit verlangt gelegentlich schlackenreiche Kost mit gleichzeitiger Anwendung leicht abführender Mittel (Gleitmittel). Bei der exsudativen Form lohnt sich der Versuch, den Ascites durch entwässernde Kost zu beeinflussen, allerdings wird ihrer Auswirkung bei gleichzeitigem Amyloid durch Nierensperre (s. S. 83) gewisse Grenzen gesetzt sein.

6. Diätetik bei Ileus und Subileus.

Tritt *Ileus* auf, so wird jede orale Zufuhr von Nahrung eingestellt. Flüssigkeitsersatz muß auf rectalem Wege stattfinden, was bei hoch sitzendem Hindernis mittels Tropfklistieren geschehen kann. Bei tief sitzendem Hindernis ist dieses Verfahren oft unmöglich oder unwirksam;

dann muß man zu subcutaner oder intravenöser Flüssigkeitszufuhr greifen (5proz. Traubenzuckerlösung).

Mit dieser Beschränkung oraler Zufuhr trägt man auch dem Erbrechen Rechnung. Bei *unstillbarem Erbrechen*, das nicht durch vollkommenen Verschluß oder Lähmung des Darmes bedingt ist, wird grundsätzlich zunächst jegliche Nahrungszufuhr eingestellt. Der durch häufiges Erbrechen dringend notwendige Flüssigkeitsersatz wird auf rectalem Wege durchgeführt. Die Hungerperiode wird so lange ausgedehnt, bis das Erbrechen völlig aufhört und der Patient Nahrung verlangt. Ist dies nach 4—5 Tagen nicht zu erreichen, wird man trotzdem mit vorsichtiger Zufuhr kalter, häufig und in geringer Menge zugeführter Nahrung wie bei Peritonitis beginnen. Der beim Erbrechen etwa beobachteten Acetonurie wird man, wenn das Aceton zu beträchtlicher Menge ansteigt, mit Hilfe von intravenösen Zuckergaben Herr.

Müssen beim Ileus Entleerungsfistel angelegt oder Darmabschnitte ausgeschaltet werden, so richtet sich die Ernährung nach den für diese Eingriffe (s. Operationen am Darm) bereits beschriebenen Grundsätzen.

Wichtiger, unter Umständen ausschlaggebend, ist sachgemäße Ernährung bei *Subileus*. Veranlassen die Krankheitszeichen Chirurgen und Internisten, die Frage eines etwaigen Eingriffes aufzuwerfen, so muß vor allem vermieden werden, das Bild der tatsächlichen Darmleistungsfähigkeit durch Zufuhr unsachgemäßer Kost zu fälschen. Nicht anders, wie man auch in dieser Wartezeit Morphin und ähnliche Medikamente vermeidet. Andererseits kann richtig ausgewählte Ernährung nicht nur nicht schaden, sondern zur Wiederherstellung besserer Darmtätigkeit beitragen.

Dem diätetischen Handeln ist jedenfalls der Versuch vorauszuschicken, die für Einläufe erreichbaren unteren Darmabschnitte vom Kot zu befreien, unter Umständen auch mit Hilfe von Abführmitteln.

Je länger man glaubt, die Operation aufschieben oder gar umgehen zu können, um so wichtiger ist planmäßiger Aufbau der Ernährung; zumal dann, wenn die Diagnose des ursächlichen Leidens nicht einwandfrei geklärt ist und nach Abklingen der Ileuserscheinungen kein Grund mehr für operatives Eingreifen besteht. Das um so mehr, da in solchen Fällen z. B. alimentär bedingte Obstipation die Krankheitssymptome (Meteorismus, Darmträgheit, Brechreiz, Indicanurie) so bedrohlich erscheinen lassen kann, daß ein Eingriff vorgenommen wird.

In diesem Zusammenhang sei davor gewarnt, Auftreten von Indican im Harn zu überschätzen. Vor allem hüte man sich, bei Fehlen von Indican Ileus auszuschließen. Häufig wird man bei tief sitzendem Hindernis im Bereiche des Dickdarmes Indican bei plötzlich aufgetretenen Ileuserscheinungen vermissen. Aber auch im Bereich des Dünndarmes können Weghindernisse zum Darmverschluß führen, ohne die sonst diagnostisch so wichtige Indicanurie. Dies vor allem dann, wenn der Darm vor Eintreten der Erscheinung, z. B. nach leicht resorbierbarer Kost aus Kohlenhydratträgern, frei von fäulnisfähigem Material ist.

Der Plan der Ernährung muß dahin gehen, nach Abklingen der erstmalig aufgetretenen Erscheinungen möglichst eine leicht resorbierbare, schlackenarme Kost zu geben, gleichzeitig medikamentös, sei es Spasmen lösend oder Peristaltik erregend, Wiederherstellung normaler Darmtätigkeit zu erstreben. Als grundsätzliche Regel gelte, zunächst versuchsweise kleinste Nahrungsmengen zu geben und unter Rücksicht auf den Allgemeinzustand des Patienten kaupflichtige Nahrung auszuschließen. Kommt die Tätigkeit des Darmes in Gang, wird der Weiteraufbau der Kost sich nach vermutlichem Sitz des Hindernisses und Tonus des Darmes (spastischer oder atonischer Subileusanfall) zu richten haben: bei paralytischen Erscheinungen im Sinne einer schlackenarmen, leicht resorbierbaren Schonkost, bei spastischem Einschlag dagegen in der Richtung einer schlackenreicheren Kost (s. Grundsätze der Ernährung bei Stuhlträgheit S. 63). Wenn im folgenden einige geeignete Nahrungsmittel vorgeschlagen werden, so beansprucht diese Aufstellung keineswegs den Rang eines allgemeingültigen Kostaufbaues; bewußt verzichten wir deshalb darauf, im dritten Teil Vorschriften für die Küche zu geben, da nur der Arzt am Krankenbett dem Einzelfall angepaßte Verordnungen treffen darf.

Von den für die Schonkost geeigneten Nahrungsmitteln seien genannt: Tee mit Zucker, frische Fruchtpreßsäfte, Albertcakes (s. S. 107, Fußnote), Biskuit, Suppen aus Hafer, Gerste, Reis, Grünkern (Rp. 1—4), Apfelbrei; dann vorsichtige Zulage von Breien aus Mondamin, Grieß, Reis, Tapioka; Aufläufe oder Puddings von Grieß, Reis, Tapioka oder Schokolade; ferner nicht zu frisches weißes Brot, auch als Toast; dann Kartoffelbrei, Nudeln oder Reisbrei, passierter Spinat oder Karottenmus; mit Zulage von haschiertem Fleisch warte man am längsten (Indicanurie!).

Sind in der Zwischenzeit, die auf 8—10 Tage berechnet sein kann, Anfälle ausgeblieben und bleibt, sei es mit oder ohne Medikamente, die Darmtätigkeit störungslos, so wird man, vor allem bei spastischen Erscheinungen, Zufuhr mechanisch nicht reizender Nahrungsmittel einleiten, z. B. Breie von geweichten getrockneten Pflaumen und Suppen von Schrotmehl, die dem Darminhalt wasserbindende Kraft sichern. Bei guter Verträglichkeit Übergang auch zu passierten schlackenreichen Gemüsen und schließlich zu Weizengrahambrot. Frische Preßsäfte von Trauben, Tomaten, Apfel, Orangen, Ananas usw. werden neben wasserbindenden Kohlenhydratträgern bevorzugt, falls etwaige Indicanurie als Zeichen einer Fäulnisdyspepsie bestehen bleibt.

Kommt es im Verlauf zu erneuten Anfällen, lohnt sich nochmaliger, manchmal sogar wiederholter Wiederaufbau der Ernährung, will man in gemeinsamer Arbeit des Internisten und Chirurgen unnötigen operativen Eingriff vermeiden. Sich allein auf entsprechende Ernährung zu verlassen, wäre verfehlt, zumal häufig erst das Zusammenwirken aller zur Verfügung stehenden Hilfsmittel (wie Medikamente, Einläufe, Magen- und Darmspülungen, unter vorsichtiger Indikation auch Darmbäder) das Ziel erreichen läßt.

7. Diätetik bei chirurgischen Ödemen.

a) Einleitung.

(Siehe auch Kapitel über diätetische Grundsätze für Entwässerung S. 5.)

Im Ablauf chirurgischer Erkrankungen muß das Auftreten des Ödemes als unerwünschte Komplikation bezeichnet werden. Vor allem auf das *entzündliche* und das *kollaterale* Ödem richtet sich das Augenmerk des Chirurgen, da sie störend auftreten können und somit in manchen Fällen eine wahre Crux des Chirurgen darstellen.

Um die Anwendungsmöglichkeiten anzudeuten, seien nur folgende Krankheitsbilder genannt, die sich günstig beeinflussen lassen: Erysipel, Bursitiden, Thrombophlebitis, Phlegmonen jeder Art, Ulcus cruris, Arthritis deformans mit ihren entzündlichen Ödemen; Frakturen mit ihren kollateralen Ödemen während des Gipsverbandes und auch nach dessen Abnahme; Stauungszustände bei Lebercirrhose (TALMAsche Operation) und Ödem des Armes nach Mammaamputation. Außerdem sei auf die Wasserretention des Fettleibigen hingewiesen.

Abdominaloperationen bei Fettleibigen sind an und für sich im technischen Vorgehen und auch im späteren Heilungsablauf durch verschiedene Komplikationsmöglichkeiten erschwert. Man wird der Operation besonders dann eine Periode entfettender Behandlung vorschalten, wenn es sich um solche Fälle handelt, die am besten im Intervallstadium operiert werden, so z. B. chronisch-entzündliche Gallenblasenerkrankung oder nicht incarcerierter Nabelbruch bei Fettleibigen.

Nicht unerwähnt sei die bekannte Tatsache, daß der mit Insulin behandelte Diabetiker zu Wasserretention neigt, wodurch die an sich schon schlechte Heilungstendenz noch weiter herabgesetzt wird. Gerade vor dringlichen Operationen schlecht eingestellter Diabetiker können große Insulingaben nötig werden. Schließlich wird auch die Ödembereitschaft bei Fieber und Infektionskrankheiten in der Vorbereitung zur Operation gelegentlich eine Rolle spielen können.

Aber nicht nur Beseitigung krankhafter Wasserretention, sondern auch Beschränkung von Wundabsonderung kann diese Kost bewirken. So kann man große stark absondernde Wundflächen durch Entsalzung und Flüssigkeitsentzug austrocknen. Dieser Tatsache wird man sich vor der Ausführung einer THIERSCHschen Epidermistransplantation oder einer Lappenplastik bedienen und damit „Abschwimmen" des Transplantates von der Wunde vermeiden und rascheres Anheilen des Läppchens erreichen.

Unter gleichen Voraussetzungen beeinflußt kochsalzarme Diät in ihrer entwässernden Eigenschaft die besonders unter einem Gipsverband lästige Hyperhidrosis günstig. Allerdings verlangt Austrocknung der Haut und dadurch begünstigte Bildung von Rhagaden sorgfältige Hautpflege mit indifferenten Salben.

b) Ernährungsgrundsätze.

Die durch Kochsalzretention bedingte Ödembildung wird zunächst durch *Entwässerungstage* (E.-Tag s. S. 7) zu beseitigen sein. Die Kost dieses Tages, die ganz frei von Zusatzsalz bleibt, wird am besten aus an sich kochsalzarmen Nahrungsmitteln bestehen. Hierzu eignet sich erfahrungsgemäß am besten Obst; es ist kochsalzarm, wird ohne Zusatzsalz genossen und liefert trotz großen Volumens wenig Calorien. Die Kombination von Obstkost mit kleinen Mengen salzlos zubereiteter Kohlenhydrate (Reis) ist gestattet, dabei muß auf möglichste Beschränkung von Fett und Eiweiß und auf Verzicht von Zusatzsalz gesehen werden. Diese Entwässerungstage (Obst oder Reis-Obsttage) lassen sich anstandslos 2—3 mal hintereinander reihen, solange eben eine vermehrte Harnflut Abfall des Körpergewichtes und Schwinden der Ödeme anzeigt.

Sind die Ödeme durch ein bis mehrere Entwässerungstage weitgehend verdrängt und ist der Körper durch die starke Kochsalzausscheidung praktisch entsalzt, wird der Entwässerungsperiode eine *Zwischenkost* zu folgen haben, die erneute Retention von Wasser, durch Kochsalzstauung bedingt, zu vermeiden trachtet. Es muß deshalb auch bei der Zwischenkost das Zusatzsalz möglichst beschränkt und der Kostaufbau im ganzen mager und calorienarm nach Art der im dritten Teil beschriebenen Bantingkost (s. S. 117) gestaltet werden. Erneute Einschaltung eines E.-Tages bewirkt mühelos Ausschwemmen der inzwischen etwa wieder angestiegenen Wassermenge.

Auch im postoperativen Verlauf wird immer wieder der Ödembildung vorzubeugen sein. Hat sich die Auswirkung rein diätetischen Vorgehens erschöpft, können *Medikamente* zur Unterstützung herangezogen werden. Besonders zu empfehlen ist Theocin, das bei magengesunden Patienten als Pulver 3 mal 0,2 g täglich gegeben werden kann (höchstens 3 Tage hintereinander); rectale Gabe als Suppositorium bleibt gegenüber der oralen Medikation in ihrer Wirkung deutlich zurück. Unter Voraussetzung einer intakten Niere kann auch Anwendung von Salyrgan (am besten durch intravenöse Injektion) in Frage kommen.

c) Beispiele.

Zur Erläuterung der Anwendungsmöglichkeiten und des praktischen Vorgehens seien folgende Beispiele kurz angeführt.

Entzündliches Ödem (Ulcus cruris). 68jährige Patientin. Seit vielen Jahren bestehendes Ulcus cruris. An der Vorderseite des l. Unterschenkels handtellergroßes stark sezernierendes Geschwür, an den Rändern nekrotische Fetzen. Umgebung entzündlich gerötet und ödematös. Als Grundkost normale Kost mit Einschränkung übermäßiger Salzzufuhr. Am E.-Tag reine Obstkost bis zu 1 kg pro die. Nach einem Obsttag bei starker Diurese durchschnittlicher Gewichtsrückgang 1,5 kg. Nach 14tägiger Behandlung mit Einschaltung von 3 E.-Tagen Schwellung, Rötung und Spannungsgefühl in der Umgebung des Ulcus geschwunden, Ulcus selbst verkleinert, gereinigt, gut granulierend.

Entzündliches Ödem (Arthritis deformans). 58jährige Patientin. Chronische Arthritis deformans mit akut entzündlichem Nachschub. 1918 akuter Gelenkrheumatismus mit Schwellung beider Knie; 1922 chronischer Gelenkrheumatismus vorwiegend im l. Knie. 1930 starke Schwellung und Schmerzen im r. Knie. Beide Kniegelenke stark geschwollen, Haut ödematös, prall gespannt. Aktive und passive Beweglichkeit stark eingeschränkt. Auch bei kleinen Bewegungen starkes Reiben in beiden Kniegelenken. Pat. gehunfähig. Bei Normalkost scheidet Pat. 700 ccm Harn aus. Ein E.-Tag fördert die Diurese bis auf 1580 ccm mit einem Gewichtsverlust von 1 kg. Spannung der Haut nimmt wahrnehmbar ab. Am zweiten E.-Tag unter 3mal 0,1 Theocin Harnausscheidung 1090 ccm. Der dritte Tag in Form einer salzarmen Normalkost läßt die Diurese auf 1910 ccm ansteigen; damit sind die Ödeme vollkommen geschwunden, Bewegungsfähigkeit wesentlich gebessert. Subjektiv vermehrte Schmerzen, da das Samtkissen des Ödemes im Kniegelenk fehlt. Durch geringe Kochsalzzufuhr wieder geringe Kochsalzretention mit konsekutiver Wasseranreicherung der Gewebe, für die Pat. subjektiv im Abklingen der Gelenkschmerzen bemerkbar. Im weiteren Verlauf Normalkost, einmal wöchentlich unterbrochen durch E.-Tag, der jedesmal mit überschießender Harnflut die Ödembereitschaft bekämpft. Drei Wochen nach Einsetzen der diätetischen Behandlung scheidet Pat. am Normalkosttag z. B. 1040 ccm Harn aus bei Flüssigkeitszufuhr von 1200 ccm. Am E.-Tag steigt die Diurese bei Flüssigkeitszufuhr von 1000 ccm (Kompott als Flüssigkeit eingerechnet) auf 2140 ccm, d. h. es wird ein Überschuß von 1140 ccm ausgeschieden. Schmerzhaftigkeit und Schwellung zurückgegangen; Pat. kann beschwerdefrei in der Ebene gehen und auch Treppen steigen. Der anfängliche Röntgenbefund, der alle Charakteristica einer schweren Arthritis deformans zeigte, war nach der Behandlung unverändert. Die entwässernde Therapie hat keinen Einfluß auf die bestehenden Knochenveränderungen selbst, sondern beseitigt lediglich entzündliches Ödem.

Kollaterales Ödem (Frakturödem). 40jähriger Patient. Gelenksbruch der r. Tibia mit Decollement im Bereich der r. Kniekehle, das bis auf die Innenseite des Oberschenkels reicht. Nach Abtragen der nekrotisch gewordenen Haut zweihandtellergroße, stark sezernierende Wunde. Wegen der großen Wunde kein Gipsverband. Derbes Ödem des ganzen Unterschenkels. Zur Beseitigung des Ödemes werden reine Obsttage eingeschaltet, die mit überschießender Diurese einhergehen. Rückgang des Ödemes nach den E.-Tagen meßbar nachweislich, Differenzen bis zu 4 cm. Der ursprüngliche Umfang wird im Verlauf der Normalkostperiode nicht wieder erreicht. Subjektiv gibt Pat. an, daß nach einem E.-Tag die Abnahme des Spannungsgefühles im Unterschenkel 2—3 Tage lang anhält, trotzdem Pat. viel herumgeht. Heilungstendenz und Sekretionsverhältnisse der Wunde scheinen sich nach der entwässernden Behandlung deutlich zu bessern.

Entwässerung bei Adipositas. 68jährige fettleibige Patientin. Gewicht 102 kg, Körpergröße 160 cm. Nabelbruch. Seit 2 Tagen Incarcerationserscheinungen. Doppeltfaustgroßer, mehrkammeriger Bruchsack mit hohem Meteorismus. Op.: Incarceration adhärenter Dünndarmschlingen, welche gelöst werden. Peritonealschluß, Fascienduplikatur. Um die Heilungstendenz zu erhöhen, wird diätetische Behandlung mit Entwässerung eingeleitet. Unter überschießender Diurese kommt es nach dem ersten E.-Tag zu einem Gewichtsverlust von 1,3 kg. Die Normalperiode wird als Entfettungskost in Form einer salz- und fettarmen Kost ausgestaltet; damit wird der Wasserretention vorgebeugt und durch calorische Unterernährung tatsächlicher Substanzverlust erzielt. Laparotomiewunde heilt unter entwässernder und entfettender Behandlung auffallend rasch und reaktionslos mit fester Narbe.

Wasserretention durch Insulin (Diabetische Gangrän). 62jährige Patientin. Diabetische Gangrän der r. kleinen Zehe. Auswärts wegen raschen Fortschreitens der Gangrän (dabei ist eine arteriosklerotische Komponente nicht nachweisbar) tiefe Unterschenkelamputation. Neben antidiabetischer Diät erhält Pat. täglich *40 Einheiten Insulin.* Am Amputationsstumpf bleibt eine mit matschen Granulationen bedeckte Wunde von 5 cm Länge und 10 cm Breite offen. Von der Umgebung der Wunde bis über die Mitte des Unterschenkels starkes Ödem. Abbau des Insulins und gleichzeitig eingeschaltete E.-Tage lassen das Ödem rasch schwinden. Danach heilt auch die Wunde in kurzer Zeit glatt ab. Pat. bleibt bei entsprechender Kost zuckerfrei und wird mit normalem Blutzucker (117 mg%) *ohne Insulin* geheilt entlassen.

Beschränkung der Wundabsonderung (THIERSCHsche Transplantation). 33 jährige Patientin. Ablatio mammae dextr. wegen ausgedehnten Sarkoms mit Ausräumung zahlreicher axillarer Drüsenmetastasen. Über handtellergroßer Hautdefekt. Pat. erhält 2 E.-Tage, dann 2 Tage salz- und fettarmer Grundkost, anschließend wieder 2 E.-Tage. Wundabsonderung nimmt merklich ab, am 6. Tag gleichmäßige, reine Granulationen, Wundfläche direkt ausgetrocknet. Hautdefekt wird jetzt mittels THIERSCHscher Epidermistransplantation gedeckt und offene Wundbehandlung durchgeführt. Epidermisläppchen bereits nach 2 Tagen festhaftend. Pat. erhält 6 Tage hindurch nach der Thierschung die gleiche Kost.

Stauungsödem nach Mammaamputation und Beschränkung der Wundabsonderung. 50jährige Patientin. Ablatio mammae s. wegen exulcerierten Carcinoms. Es bleibt an der Operationsstelle ein handtellergroßer (10×8 cm) Hautdefekt. Im postoperativen Verlauf Granulationsfläche mit überaus starker Wundabsonderung. Polsterödem der l. Hand und starke Schwellung des ganzen l. Armes. Obsttag mit überschießender Diurese. Nach 2 E.-Tagen Ödeme des Armes fast ganz geschwunden. Im weiteren Verlauf Bantingkost mit eingeschalteten E.-Tagen. Nach 10 Tagen Wunde rasch verkleinert (8×6 cm), sehr gut granulierend, mit geringer Wundabsonderung; Ödem der Hand und des Armes geschwunden.

Praktische Durchführung:
Entwässerungstag (E.-Tag) s. S. 118, 119, 123 III., 124.
Zwischenkost s. S. 117, 118, 122 I. b.

8. Diätetik bei komplizierenden internen Erkrankungen.

a) Kreislauferkrankungen.

Diätetisches Vorgehen bei *Herzkrankheiten* verlangt Entlastung des Kreislaufes von etwa schon bestehenden Ödemen und prophylaktische Schonung vor drohender Flüssigkeitsretention. Recht häufig besteht bereits eine gewisse Überwässerung der Gewebe, ehe Ödem sicht- und tastbar ist. Schon in dieser Periode kann die Flüssigkeitsanreicherung der Gewebe begleitet sein von Stauungserscheinungen an Magen und Darm (sog. Stauungsgastritis mit Appetitmangel, Druck- und Übelkeitsgefühl, meist auch Abnahme der Säureproduktion); am Darm machen sich Folgen der Stauung klinisch weniger bemerkbar, am ehesten noch in Form von Stuhlträgheit. Die Stauungsgastritis ist ebenso wie Stauungsleber, Stauungsbronchitis, Hydrothorax, Hydroperikard u. a. durch allgemeine *diätetische* Entwässerung weitgehend beeinflußbar. Immerhin ist dem eine Grenze gesetzt, so daß man nicht immer ohne entwässernde Medikamente das erstrebte Ziel vollkommen oder genügend schnell erreicht. Wann der geeignete Zeitpunkt für medikamentöse Beihilfe gekommen ist, untersteht internistischen Grundsätzen (s. unten).

Man mache es sich zum festen Grundsatz, *Kranke mit insuffizientem Kreislauf in der Vorbereitung für Großoperation von gestautem Wasserüberschuß zu befreien* und Gleiches sollte auch für *Kleinoperationen* gelten. Sowohl die Technik der Operation wie glatter Verlauf der Wundheilung und die Sicherung vor Komplikationen verschiedener Art ziehen Vorteil daraus. So senkt entwässernd gerichtete kochsalzärmste und gleichzeitig knappe Kost, verbunden mit Bettruhe, häufig im Lauf einiger Tage etwa vorhandenen *arteriellen Hochdruck* beträchtlich. Das ist ein großer Gewinn im Hinblick auf operative und postoperative Gefährdung Hochdruckkranker. Nur unmittelbare Lebensgefahr beim Zuwarten rechtfertigt den Verzicht auf solche Vorsichtsmaßnahmen. Man bedenke, daß sich durch entsprechend scharfes diätetisches Verfahren, ausnahmsweise verstärkt durch kleine Gaben von Theocin, gewaltige Wassermengen aus dem Körper entfernen lassen, z. B. selbst bei Kranken mit nur *latentem* Ödem Gewichtsverluste bis zu 3 kg und mehr binnen 2 Tagen.

Beispiele für schärfste Maßnahmen, die auch der Stauungsgastritis gerecht werden, als *Tageskost* (die Reihenfolge entspricht der Wirkkraft des Verfahrens):

Entweder gekochtes und schwach gezuckertes Obst, Fruchtsäfte, Fruchtgefrorenes. Gesamtgewicht 1000—1200 g;

oder ungesalzene Buttermilch, Gesamtmenge etwa $^5/_4$ l;

oder gewöhnliche Milch oder Sauermilch (kein Joghurt!), am ersten Tag 600 g, am zweiten Tag 800 g (alte *Karell*kur). Als Getränk daneben bis $^3/_{10}$ l dünner Tee ohne Zusatz oder auch mit der Milch gemischt.

Man kommt mit jeder dieser Kostformen oder auch mit Umschichtung von der einen zur anderen 3—4 Tage lang vollkommen aus. Wenn längere Zeit zur Verfügung steht und man das Ergebnis vervollständigen bzw. behaupten will, sind bequeme Abänderung und kleine Erweiterung möglich.

Bei länger dauernder Kostperiode empfiehlt es sich, die Auswahl der Ernährung nach dem auf S. 118 II. beschriebenen Kostaufbau zu treffen, der schon bewußt auf etwaige Störungen durch Stauungsgastritis Rücksicht nimmt. Grundsätzlich sollte man bei Ernährung Kreislaufinsuffizienter vermeiden, von der Küche lediglich eine fett- und salzarme Kost (etwa Bantingkost) zu verlangen, ohne gleichzeitig auch davon Mitteilung zu machen (s. Punkt 15 und 16, S. 105), daß gewisse einschränkende Vorsichtsmaßnahmen (Vermeiden blähender Gemüse usw.) notwendig sind. Dann aber läßt sich die Kost längere Zeit durchführen, unterbrochen von kochsalzarmen Entlastungstagen, wie sie oben beschrieben wurden, oder aber in Form der als Entwässerungstage (s. S. 119) beschriebenen Reis- und Reis-Obsttage.

Wir stehen unbedingt auf dem Standpunkt, daß sowohl bei Kreislaufkranken wie bei Nierenkranken (nächste Gruppe) die Entwässerung zunächst *rein* diätetisch durchgeführt werden sollte. Medikamentöse Hilfe folge erst nach, sobald es ihrer bedarf, was vor allem bei Herzmuskelkrankheiten häufig der Fall sein wird. Alle Herz- und Gefäßmittel wirken sich dann viel nachdrücklicher aus. Sofortige medikamentöse Behandlung (Digitalis, Theobrominpräparate u. a.) entwickelt stark verminderte und vor allem stark verzögerte Wirkkraft auf die Wasserabgabe, wenn sie nicht von entwässernd gerichteter Kost begleitet wird. Insbesondere sei auch darauf hingewiesen, daß die gefürchteten Magenstörungen bei Digitalis- und Strophantintherapie unter dem Schutze jener Diätmaßnahmen weit seltener und milder auftreten.

b) Nierenerkrankungen.

Wenn bei Nierenkranken (gleichgültig ob akute oder chronische Nephritis, Nephrosklerose, Nephrose) Großoperationen auszuführen sind, gelten ähnliche Grundsätze wie bei Kreislaufkranken, darüber hinaus aber noch andere.

1. Wenn irgend möglich trete man an die Operation *nicht ohne diätetische Vorbereitung* heran. Diese gründlich durchzuführen, reichen — wie es bei Kreislaufkranken häufiger möglich — 2 bis 3 Tage gewöhnlich nicht aus. In 5 bis 6 Tagen läßt sich aber meist alles Gewünschte erzielen.

2. Bei bestehender *Überwässerung des Körpers* (mit Ödem oder mit latentem Ödem) gelten ohne weiteres die bei Komplikationen mit Kreislaufstörungen beschriebenen und begründeten diätetischen Maßnahmen zur Entwässerung. Keineswegs bei allen Nierenkranken findet sich solche Überwässerung. Die Verhältnisse liegen ähnlich wie bei Kreislaufkranken, so daß bei kompensierter Nephrosklerose ebenso wie bei kompensiertem Kreislauf entwässernde Maßnahmen ohne Erfolg verlaufen können.

3. Bei allen Nierenkranken muß man auf *Retention harnpflichtiger Substanzen* gefaßt sein. Soweit dies Mineralstoffe oder Wasser sind,

begünstigt schon das unter Punkt 2 erwähnte Kostprogramm deren Ausscheidung. Darüber hinaus und vor allem bedenklich kommen aber auch *Produkte des Eiweißabbaues* in Betracht. Einige solcher Schädlinge sind bekannt, bei weitem aber nicht alle, und unter ihnen vielleicht gerade die bedenklichsten nicht. Wir können darauf im einzelnen nicht eingehen. Da teils Narkose, teils Resorption von Wundsekret und nekrotisierenden Gewebsbestandteilen die Stoffwechselvorgänge qualitativ und quantitativ beeinflussen, vertreten wir den Standpunkt, daß vor Großoperationen die Gewebe und Säfte möglichst von harnpflichtigen organischen Schlacken gesäubert sein sollen. Daher wird man neben kochsalzfreiester, in verstärkter Diurese sich auswirkender Kost auch auf die *stickstoffhaltigen Nahrungsmittel weitestgehend verzichten*, vor allem auf Fleisch und Fisch, Fleischbrühe, aber auch auf Eier, Käse, sogar auf Milch, ferner auf eiweißreichere Nahrungsmittel aus dem Pflanzenreiche (Vollmehle der Cerealien, Hülsenfrüchte, Nüsse u. dgl.). *Eiweißärmste Kohlenhydratträger* muß die Losung sein. Dahin gehören im wesentlichen alle Zuckerarten, Obstfrüchte und Fruchtsäfte, einige Gemüsearten; nach den ersten 2—3 Tagen auch Gerichte und Gebäcke von Feinmehlen. *Fett*, das ebensowenig wie Kohlenhydrate anderes als Oxydationswasser in den Harn zu liefern hat, ist zulässig, sollte aber in der kurzen Vorbereitungsperiode nicht in größerer Menge gegeben werden, als geschmacklich erforderlich ist (zu Gemüse, Salat, Gebäck, Feinmehlgerichten). Pflanzenöl ist am sichersten kochsalzfrei; Butter, die oft viel mehr Salz enthält, als sich geschmacklich verrät, muß in kaltem Wasser gut ausgewaschen werden. In bezug auf *Getränk* sind einfaches Wasser (kein Mineralwasser!) und dünner Tee bei guter Diurese in Tagesmengen bis etwa 600 ccm durchaus zulässig, nicht aber in Fällen, wo das Trinken einfachen Wassers den Harn nicht regelrecht verdünnt. Die gleiche Kost ist für etliche Tage in der postoperativen Zeit wieder aufzunehmen.

Verpflegungsbeispiel.

1. Tag: lediglich Tee mit Zucker und Citronensaft (Flüssigkeitszufuhr unter Umständen beschränkt).

2. Tag: Tee, Zucker, Citronensaft, passiertes Apfelkompott. Frisch bereiteter, unverdünnter (auf Wunsch gesüßter) Fruchtsaft; je nach Jahreszeit von Äpfeln, Kirschen, Trauben, Himbeeren, Johannisbeeren (Ribisel), Citronen, Orangen, Ananas, Melonen. (NB. Trauben und alle Beerenfrüchte lassen sich bequem durch ein Passiertuch oder durch ein eigens nur für diesen Zweck bestimmtes Haarsieb treiben; Apfel, Ananas und Melone müssen durch eine kleine Presse [sog. Wiesbadener Obstpresse] gedrückt werden.)

3. Tag: aus Früchten bereitete Speisen wie rote Grütze nach Rp. 85 oder Fruchteis Rp. 84. Ferner Fruchtsuppen und Fruchtgelees. Als Gebäck salzloses Weißbrot mit Marmelade oder kalt ausgewaschener Butter. Nudeln, Nockerl ohne Salz und ohne Ei zubereitet.

Dann langsame Erweiterung mit Gemüse außer Hülsenfrüchten (die Gemüse können mit ausgewaschener frischer Butter und auf Wunsch auch mit Mehl, aber ohne Salz zubereitet werden). Kartoffeln, in der Schale gekocht oder gebacken, mit frischer, ausgewaschener Butter. Ferner Obstkuchen aus mürbem Teig, der leicht ohne Ei herzustellen ist.

Der Zeitpunkt für Zulage N-haltiger Nahrungsmittel richtet sich nach dem Verlauf des Einzelfalles; man beginnt mit Milch, ungesalzenem, ausgewaschenem Topfenkäse, dann erst Ei und zuletzt Fleisch.

Im postoperativen Ablauf auftretender akuter *Nephritis* begegnet man am besten mit dreitägiger Hunger- und Durstperiode, nach der die akute Nephritis abgeheilt sein kann. Zwingt die chirurgische Lage zu Flüssigkeitsersatz, so wird man sich entweder rectaler Zufuhr von Traubenzuckerlösung bedienen (z. B. nach Magenoperationen) oder — wenn möglich — peroral Fruchtsäfte geben. Fruchtsäfte und Limonaden bilden auch den Hauptbestandteil der Ernährung bei schwerster Nierenschädigung, wie sie bei *Urämie* vorliegt.

Bei chronischen Eiterungen, die zur *Amyloidniere* führen, drängen zunehmende Ödeme zum Versuch diätetischen Vorgehens. Meist versagt hier allerdings Diätetik allein, so daß man sich zu ihrer Unterstützung entwässernder Medikamente bedienen muß. Bei deren Auswahl ist Rücksichtnahme auf die Niere überflüssig, so daß alle Medikamente, wie Salyrgan, Novasurol usw., zur Verfügung stehen. Häufig verhilft noch perorale Gabe von täglich 20—30 g Harnstoff zu erheblicher Ausschwemmung.

c) Diabetes mellitus.

1. Einleitung.

Das Bestehen von Zuckerkrankheit bei operationsbedürftigen Kranken wirkte in vergangener Zeit auf Hausarzt, Chirurgen, Patienten und dessen Angehörige besonders besorgniserregend. Dies war verständlich. Bei Nichtbeachtung erforderlicher Vorsichtsmaßnahmen drohten dreierlei Gefahren:

1. Die *Operation selbst kann starke Bildung und Stauung der Acetonkörper auslösen.* Zum Teil ist dies bedingt durch unmittelbaren Einfluß der Narkose, zum Teil war es häufig verschuldet durch unzweckmäßige, die Bildung von Acetonkörpern begünstigende Kost in unmittelbar prä- und postoperativer Zeit. Die Neigung zu Acetonurie ist zwar bei Diabetikern sehr verschieden, aber anderseits ohne genaue Kenntnis der ganzen Stoffwechsellage unberechenbar. Starke Bildung von Acetonkörpern bedroht den Patienten mit dem *spezifisch-diabetischen Koma.*

2. *Operationen mit Einschluß der Narkose üben oft bei widerstandsschwachen Menschen einen depressiven Einfluß auf das ganze neurocardiovasculäre System aus,* was bei stärkster Auswirkung als Kollaps

bezeichnet wird. Das ist durchaus nicht eine auf Operationen beschränkte Folgeerscheinung, sondern kann verschiedensten Ursprungs sein. Zum Beispiel kommen nach langdauernder oder auch einmaliger körperlicher oder geistiger Überarbeitung, bei seelischen Shoks, bei akuten und namentlich chronischen infektiös-toxischen Krankheiten (vor allem Sepsis), bei starken und namentlich wiederholten Blutverlusten u. a. die gleichen Erscheinungen vor. Wenn auf derartig vorbereiteter Grundlage bei Nicht-Diabetikern nach Operationen — es brauchen gar keine Großoperationen zu sein — Kollapszustände eintreten, sind sie bedrohlich genug. Zuckerkranke sind nun bei allgemeiner neuro-cardiovasculärer Depression ganz besonders gefährdet, indem schon eine ganz mäßige Belastung der Säfte mit Acetonkörpern, die ohne die erwähnte Voraussetzung sicher nicht zum Koma geführt hätte, die spezifisch-diabetische Vergiftung des Zentralnervensystems mit Acetonkörpern (Aceton, Acetessigsäure, β-Oxybuttersäure), d. h. Coma diabeticum auslöst. Man hat dieser Form, wobei man — wenigstens anfangs — nur sehr wenig Acetonkörper im Harn und Blute findet, den bezeichnenden Namen „*diabetisches cardio-vasculäres Koma*" gegeben. Diese Form ist gefährlicher als das reine diabetische Säurekoma (s. oben), weil sie auf diätetische Maßnahmen, auf cardio-vasculär gerichtete Medikamente und selbst auf Insulin viel träger und unsicherer reagiert als das reine Säurekoma. Praktisch genommen kommt das cardio-vasculäre Coma diabeticum dem Chirurgen meistens nur bei Operationen an *septisch* erkrankten Diabetikern zu Gesicht.

3. *Verzögerte und verschlechterte Wundheilung*, namentlich wenn Wundfläche und Gewebe nicht völlig keimfrei sind. Dies steht in einer bisher noch nicht befriedigend erklärten Weise im Zusammenhang mit Erhöhung des Blutzuckerspiegels, obwohl keine Rede davon sein kann, daß Höhe der Hyperglykämie und Größe jener Gefahr einander parallel gehen. Es kommt, auch ganz unabhängig von Gestaltung der Kost, nach Operationen, ebenso wie z. B. nach starken seelischen Erschütterungen vor, daß Blut- und Harnzucker vorübergehend zu starkem Anstieg neigen. Dies ist geringen Belanges. Verstärkt und längerer Dauer ist solches Geschehen, wenn infektiös-toxische Zustände mit hineinspielen, denen fast immer ungünstiger Einfluß auf die Stoffwechsellage des Zuckerkranken eignet. Man steht dann vor dem *Circulus vitiosus*: Diabetes + Wundinfektion → schlechte Wundheilung → Eiterung → Verschlechterung des Diabetes.

Die Erfolge der Diät- und Insulinbehandlung dürfen heute den Chirurgen dazu veranlassen, beim Diabetiker vielleicht noch eher als beim Nichtdiabetiker operative Eingriffe vorzunehmen, wenn es z. B. gilt, schädliche Einflüsse septischer Erkrankungen zu beseitigen, die ihrerseits Stoffwechsellage und Allgemeinzustand verschlechtern könnten.

Unzweifelhaft haben diese Gefahren, denen sich kleinere noch hinzugesellen können, oftmals allzu langes Hinausziehen dringend wünschenswerter Operationen verursacht; unzweifelhaft haben auch oft Übersehen oder Nichtbeachtung eines bestehenden Diabetes mit daraus sich ergebender unvollständiger, auf die diabetische Komplikation gerichteter Abwehrmaßnahme unglücklichen Ausgang des operativen Eingriffes veranlaßt.

Zuverlässige Abwehrmaßnahmen sind manchmal wegen unmittelbar drohender Lebensgefahr trotz besten Willens unmöglich. Von den erwähnten drei großen Gefahrpunkten sind, wenn auch nur einige Zeit zum Abwarten gegeben ist, die erste und die dritte jetzt entweder durchaus vermeidbar oder wenigstens stark abschwächbar, die zweite weit weniger und mit einiger Sicherheit nur dann, wenn genügend Zeit zur Wiederherstellung der allgemeinen Widerstandskraft zur Verfügung steht.

Mit diesen Einschränkungen ist es jetzt möglich, mittels geeigneter, vorwiegend diätetischer Maßnahmen, die von der Komplikation mit Diabetes drohenden Gefahren für operationsbedürftige Kranke in der großen Mehrzahl der Fälle auszuschalten. Die Tatsache eines *Diabetes darf dringliche Operationen niemals verzögern.* Nur dort, wo auch beim Nichtdiabetiker Aufschub möglich ist, wird man sich des Vorteiles längerer Vorbereitungszeit bedienen; sei es, daß man an sich Operation im Intervall erstrebt, sei es, daß eine Operation nur prophylaktisch ohne augenblickliche oder zeitlich begrenzte Indikation vorgenommen werden muß.

Nach jeglicher Operation, auch wenn die Anamnese nichts über Diabetes berichtet und wenn der Harn vor der Operation zuckerfrei befunden wurde, sollte während der ersten 4 Tage der *Harn auf Zucker untersucht werden.* Die Patienten selbst haben oft keine Ahnung davon, daß sie Diabetiker sind. Das manchmal recht folgenschwere Übersehen eines Diabetes während der Nachbehandlung wird der Chirurg niemals rechtfertigen können.

2. Abwehr und Vorsichtsmaßnahmen bei Komplikation mit Diabetes.

a) Über Narkose. *Lokalanästhesie.* Womöglich bediene man sich bei Diabetikern der breiten Anwendungsmöglichkeit der Lokalanästhesie. Von ihr abhängige Nachteile für Diabetiker sind nicht bekannt geworden.

Inhalationsnarkose. Da die Inhalationsnarkose mit Äther, mehr noch mit Chloroformzusatz (Billrothmischung!) zur Mehrbildung von Acetonkörpern, ebenso wie zu experimentell längst bekannter Hyperglykämie und Glykosurie führen kann, erscheint es ratsam, sich *unmittelbar* vor dringlicher *Operation* nochmals durch Harnuntersuchung über den Gehalt des Urins an Aceton zu unterrichten, schon deshalb, weil bei scheinbar leichten Diabetikern durch Inhalationsnarkose ausgesprochene Acidosis hervorgerufen werden kann, die entsprechende antiketogene Maßnahmen, unter Umständen schon während der Operation, verlangt. Ist vor der Operation die Untersuchung auf Aceton negativ und wird sie postoperativ positiv, so kann man diese Acetonurie zu Lasten der Narkose buchen, ohne sie als allgemeine Verschlechterung der Stoffwechsellage auffassen zu müssen. In der Praxis wird man der Narkose-Acetonurie leicht Herr werden. Jedenfalls wird man auch dieser Acetonurie durch entsprechende Maßnahmen Rechnung tragen müssen, da es schwer ist, sich über die wahre Tragweite acetonämischer Zustände ein sicheres Urteil zu bilden.

Avertinnarkose hat nach den bisherigen Feststellungen zumindest keine größeren Nachteile für Zuckerkranke als die Äthernarkose.

Intravenöse Injektion von Narkotica kann die Stoffwechsellage des Diabetikers, namentlich die Blutzuckerregulation, empfindlich benachteiligen.

Operationsvorbereitung: Vitale Indikation.

b) Allgemeine Vorschriften über Vorbereitung von Zuckerkranken zur Operation. 1. *Vitale* Operationsindikation. Aufschub unmöglich. Das Vorgehen wird bestimmt durch:

Gefahr der Acetonurie: Intravenöse Injektion von 30 bis 100 ccm einer 20—30proz. Traubenzuckerlösung unmittelbar vor Beginn der Operation; gleichzeitig intramuskuläre Injektion von 20 Einheiten Insulin.

Gefahr der Harnzuckerausscheidung: Bleibt unberücksichtigt.

Gefahr der Erhöhung des Blutzuckers: Bleibt unberücksichtigt.

Wenn vitale Operationsindikation keine Zeit läßt, sich über die augenblickliche Lage zu unterrichten, verlangt die Tatsache eines bestehenden Diabetes Anreicherung des Glykogens durch Zuckerzufuhr, um damit gefahrdrohende Acetonurie zu vermeiden. Dabei bleibt der augenblickliche Harn- und Blutzuckerstand unberücksichtigt. Derartige Injektion von Traubenzuckerlösung ist ja auch bei dringlichen Großoperationen an unvorbereiteten Nicht-Diabetikern ein weitverbreitetes, sehr empfehlenswertes und niemals schädliches Verfahren; es stellt den Zellen unmittelbaren Nährstoff zur Verfügung und man weiß ja in solchen Fällen nie, inwieweit der Körper durch vorausgegangene Ernährung mit Kohlenhydratreserve (Glykogen) versorgt ist. Bedenken, gleiches Ziel bei Diabetikern ins Auge zu fassen, bestehen nicht. Injektionen von Traubenzucker, wenn sie nicht unmäßig sind oder sich nicht in schneller Folge wiederholen, steigern die Glykosurie nicht nennenswert und auch den Blutzucker nur unwesentlich. Von größeren Mengen Insulin ist bei Unbekanntschaft mit der ganzen Stoffwechsellage abzuraten. Freilich wird der Chirurg bei dringlicher Operation auch nicht immer Insulin zu sofortiger Verfügung haben. Vor Adrenalin, das man gelegentlich als Gefäßtonicum der Traubenzuckerlösung hinzufügt, sei bei Zuckerkranken natürlich gewarnt. Man muß sich gegebenenfalls anderer Tonica bedienen. Die Gefahr, durch intravenöse Zuckergabe größere Harnzuckermengen heraufzubeschwören, ist auch deshalb gering zu achten, weil ein der Operation folgender Karenztag mit Sicherheit wieder Entzuckerung durchsetzt.

2. *Dringliche* Operationsindikation. Aufschub um einen Tag möglich. Aufschub um 1 Tag
Das Vorgehen wird bestimmt durch:

Gefahr der Acetonurie: Karenztag mit anschließender Zucker- und Insulinzufuhr wie oben, knapp vor der Operation.

Gefahr der Harnzuckerausscheidung: Karenztag.

Gefahr der Erhöhung des Blutzuckers: Karenztag.

Am *Karenztage* wird nur leere Flüssigkeit, diese aber zwecks besserer Ausschwemmung in reichlicher Menge verabfolgt, gegebenenfalls unter Zuhilfenahme von Tropfklistieren.

Man beschicke diese Klistiere nicht mit Mineralsalzen (Kochsalz, Ringermischung u. dgl.), da dies Stauung von Wasser bewirken und damit den Ausspülungseffekt vereiteln könnte. Man muß an diesem Tage auch Traubenzucker und Dextrin als Zusatz vermeiden, weil sie — wenn auch geringeren Maßes als orale Zufuhr gleicher Mengen — dem Entlastungszweck des Karenztages entgegenarbeiten. Um aber den Reiz des stark hypotonischen reinen Wassers auf den Darm auszuschalten, bediene man sich eines Zusatzes von 3% Gummi arabicum.

Die Durchführung des Karenztages und seine eigenartige Wirkung auf den Stoffwechsel des Diabetikers seien hier kurz skizziert:

Der *Blutzucker* sinkt beträchtlich.

Der *Harnzucker* sinkt beträchtlich und erreicht oft, selbst in Fällen mit hoher Glykosurie 18—20 Stunden nach Beginn der Karenz vollkommen oder nahezu den Nullpunkt.

Die *Acetonurie* nimmt beträchtlich ab, manchmal, aber nicht immer annähernd gleichen Schrittes wie der Harnzucker.

Die sinngemäß sehr erfreuliche Wirkung des Karenztages wird verstärkt und vor allem beschleunigt, wenn zu Beginn der Karenz 10 Einheiten *Insulin* injiziert werden. Wenn nach 10 Stunden Glykosurie und Acetonurie noch nicht deutlich gesunken sind, ist eine weitere Gabe von 6 Einheiten zulässig. Freilich benützen wir Insulin am Karenztage nur ausnahmsweise. Im Hinblick auf die wünschenswerte Beschleunigung des erstrebten Erfolges vor naher Operation ist das Insulin aber in Fällen mit sehr hoher Zuckerausscheidung anzuraten, bei geringer Glykosurie (bis 1%) aber sicher unnötig und unter Umständen wegen Hypoglykämiegefahr bedenklich.

Neben Verteilung der Flüssigkeitszufuhr (s. S. 123 II.) sind auch ärztlicherseits bestimmte Anweisungen bei Durchführung des Karenztages deshalb notwendig, da durch unzweckmäßiges Vorgehen Schaden entstehen kann. Es ist zunächst auf völlige Bettruhe zu dringen, damit neben Ausschaltung des Nahrungsreizes auch die von den Geweben kommenden Ansprüche an die Zuckerbildung herabgesetzt werden. Zur Vertiefung der „allgemeinen Ruhe" dienen beruhigende Medikamente. Für reichliche Flüssigkeitszufuhr ist Sorge zu tragen; Alkohol ist mit seiner antiketogenen Wirkung vor allem dann angebracht, wenn wesentlich vermehrte Acetonausscheidung besteht.

An den Karenztag schließt sich das gleiche Verfahren an, wie es oben für vital dringliche Operation beschrieben wurde (Traubenzucker- und Insulininjektion knapp vor der Operation).

Nicht-dringliche Indikation.

3. *Nichtdringliche* Operationsindikation.

a) Aufschub um mehrere Tage möglich. Das Vorgehen wird bestimmt durch:

Gefahr der Acetonurie: Karenztag mit anschließenden kohlenhydratreichen Schalttagen (Kohlenhydratkur).

Gefahr der Harnzuckerausscheidung: Karenztag.

Gefahr der Erhöhung des Blutzuckers: Karenztag.

Im Hinblick auf den Diabetes ist eine derartige Verzögerung stets wünschenswert, aber dies darf nicht dazu verleiten, den chirurgisch notwendigen Zeitpunkt zu versäumen. Andere Rücksichten rechtfertigen nicht den Verzicht auf einige Tage Vorbereitung, die trotz ihrer Kürze Bedeutsames zur Sicherung beitragen.

Natürlich kann es in den wenigen Tagen nicht gelingen, *kümmerlichen Ernährungs- und Kräftezustand* wesentlich zu heben. Wohl aber kann selbst in schwereren Fällen eine beträchtliche *Besserung der spezifisch diabetischen Stoffwechsellage* (Hyperglykämie, Glykosurie, Acetonämie) bewirkt und die gleichfalls dahingehörige Verarmung an Glykogen gedämpft werden. Während längeren Vorbereitungsperioden je nach Lage des Einzelfalles in bezug auf Kostform und Insulin breite Auswahl zur Verfügung steht, gibt es für diese kurze Vorbereitungsperiode nur ein einziges optimales Verfahren, das schon seit langem in Form der sog. „*Kohlenhydratkur*" geläufig ist

Ursprünglich war dies nur die C. v. NOORDENsche „Haferkur", aus der sämtliche andere Kohlenhydratkuren abgeleitet sind, und die ihr Urheber selbst für die vorliegenden und ähnliche Zwecke seit langem vollständig oder überwiegend durch Obstkost zu ersetzen riet.

Es wird also die Kostperiode durch einen Karenztag eingeleitet. Diesem folgen 2 oder 3 Tage kohlenhydratreicher Kost in Form von Obst, Obstsaft, Hafer-Obst-Kost, Reis-Obst-Kost (s. S. 123 III., auch Tabelle S. 92).

Ob hierbei im Einzelfall Insulin anzuwenden ist, hängt davon ab, ob Patient bisher seit längerem und regelmäßig Insulin bekommen hat und in welcher Weise er nach dem Karenztag auf die Überschüttung mit Kohlenhydraten antwortet. Scheidet er größere Mengen Harnzucker aus (absolute Tagesmenge!, Anweisung zum Sammeln des Urins, s. S. 94), wird man die erstrebte Anreicherung der Leber- und Muskelzellen mit Glykogen durch Injektionen von Insulin unterstützen. Wie schwierig es auch ist, die im Einzelfall nötige Insulinmenge a priori zu bestimmen, so wird man doch einen gewissen Anhaltspunkt in der tatsächlich ausgeschiedenen Harnzuckertagesmenge finden. Scheidet der Patient etwa 20 g Harnzucker am Tage aus, so wird man mit einer in der Frühe gegebenen Injektion von 12—20 E. Insulin auskommen. Alles Nähere über Insulindarreichung siehe Abschnitt: Insulin, S. 91.

b) Aufschub um mehrere Wochen möglich. Das Vorgehen wird bestimmt durch:

Gefahr der Acetonurie: Kohlenhydratreiche Schalttage.

Gefahr der Harnzuckerausscheidung: Stabile Einstellung (Grundkost mit Schalttagen, unter Umständen mit Insulin).

Gefahr der Erhöhung des Blutzuckers: Kohlenhydratfreie Schalttage.

Besteht bedingt prophylaktische Operationsindikation, so wird man sich zum operativen Eingriff erst nach Sicherung der Stoffwechsellage entschließen. Von direkter Vorbereitung zur Operation kann hier nicht mehr die Rede sein. Vom *Internisten* geleitete Behandlung soll optimale Stoffwechsellage herbeiführen und damit jederzeit die Operation ermöglichen lassen. Man denke dabei an eine Hernie ohne augenblicklich vorliegende Komplikation oder an die Intervalloperation chronisch rezidivierender Appendicitis oder chronischen Gallenblasenleidens.

Falls die Intervallbehandlung auf der chirurgischen Abteilung durchgeführt werden muß, wird man sich dem schematisch skizzierten Aufbau der Kost anpassen und den Richtlinien der Tabelle (s. S. 92, 93) folgen. In diesen Andeutungen, die bewußt auf alle Feinheiten individueller Therapie Verzicht leisten, kann keinesfalls die Behandlung eines Diabetes auch nur annähernd geschildert werden. Die folgenden Ausführungen über einige Grundsätze der Diabetesbehandlung sollen lediglich als Notbehelf dienen, wenn internistischer Rat nicht zu erreichen ist.

c) Unmittelbar postoperative Versorgung. Unmittelbar nach Großoperationen und insbesondere nach langer Narkose ist es zweckmäßig, eine intravenöse Traubenzuckerinjektion mit angeschlossener Injektion von Insulin (10—12 Einheiten, bei Schwerdiabetikern bis maximal 20 Einheiten) zu wiederholen.

Großoperationen, zumal solchen mit langer Narkose, schließt sich gewöhnlich auch bei Nichtdiabetikern ein 24stündiges *Fasten* an. Wir empfehlen dringend, dies bei Diabetikern auch nach Kleinoperationen durchzuführen. Gegen leere Flüssigkeiten, sei es per os, sei es rectal (s. S. 87), auch mit Zugabe von Alkohol, ist natürlich nichts einzuwenden. Je mehr man von dem Vorteil vorbereitender Kohlenhydratkost Gebrauch gemacht hat, desto wichtiger ist der postoperative Hungertag. Dies fußt auf den Erfahrungen über zweckmäßige Anordnung der Kohlenhydratkuren. Schon in frühester Zeit (Haferkuren) wurden Kohlenhydratkurperioden mit äußerst knapper Gemüsekost oder mit einem Hungertage abgeschlossen. Der Fasttag wird mit Sicherheit etwaiger Überlastung des Zuckerhaushaltes ein Ende bereiten und gewährt uns die Möglichkeit auf möglichst günstiger Grundlage die nachfolgende Kost des operierten Diabetikers in Ruhe und planmäßig wieder aufzubauen. Dieser Aufbau liegt in der Hand des Internisten, der sich auch in allen Einzelheiten der Kostauswahl evtl. operativ gesetzten Veränderungen des Verdauungstraktes anpassen muß (z. B. postoperativer Kostaufbau nach Operation am Magen).

3. Zusammenfassung des Ernährungsplanes in prä- und postoperativer Zeit.

Die *Ernährung* hat dem Grundsatz zu folgen, daß auch heute noch die Behandlung des Diabetes auf alle Fälle *diätetisch* durchzuführen ist. Das Insulin kann und soll nur dort angewandt werden, wo diätetische Behandlung allein zur notwendigen raschen Entzuckerung nicht ausreicht. Zufuhr eines gewissen Kohlenhydratminimums ist auf alle Fälle erforderlich. Über die Kohlenhydratzufuhr knapp vor der Operation wurde bereits berichtet.

Unzweifelhaft hat das planmäßige Zuführen von Kohlenhydraten in den der Operation vorausgehenden Tagen und bis möglichst nahe an die Operation heran die unmittelbare Gefahr der Operationen bei Diabetikern in kaum zu überschätzendem Ausmaße herabgedrückt und gleichzeitig auch die für Wundheilung und weiteren Verlauf drohenden Gefahren. Man muß die Kohlenhydrate aber in solcher Form reichen, daß sie dem Körper wirklich zugute kommen und die spezifisch diabetischen Störungen des Zuckerhaushaltes nicht verstärken. Dies setzt weitestgehende *Ausschaltung von Fett und Proteinen* voraus, und gerade von dieser Erfahrung und Begründung heraus wurden für die vorliegenden Zwecke Obst, Obstsäfte, Reis ausgewählt, eine Kost, die durch mancherlei Gemüsestoffe noch ergänzt werden kann.

Auch weiterhin wird sich die *Dauerernährung* des Diabetikers neben der Kohlenhydratzufuhr an bestimmte Fett- und Eiweißverteilung zu halten haben, auf deren Einzelheiten wir hier nicht eingehen können. Die folgenden Ratschläge zur Diättherapie gehen aus von einer Grundkost, die eiweißreich und fettarm eingestellt ist.

Der Kostaufbau basiert auf einer *Grundkost,* die etwa fünf Tage der Woche gegeben wird. Eingeschaltet werden ein oder zwei durch mehrere Grundkosttage voneinander getrennte *Schalttage*. Diese Schalttage werden nach folgendem Grundsatz ausgewählt:

Hoher Blutzucker — kohlenhydratfreier Schalttag,

Acetonurie — kohlenhydratreicher Schalttag.

Dabei ist grundsätzlich entsprechende Einschaltung von mindestens einem dieser Schalttage zu empfehlen, wenn auch augenblicklich keine ausgesprochene Neigung zur einen oder anderen Komplikation besteht. Somit muß die Grundkost mindestens einmal wöchentlich durch einen Schalttag unterbrochen werden.

Andererseits können auch mehrere Schalttage ununterbrochen hintereinander gegeben werden, wenn Komplikationen dazu zwingen (z. B. s. Tabelle: Diarrhöe). Dabei kann der Ausbau einander folgender gleichartiger Schalttage reichhaltiger und auskömmlicher gestaltet werden.

Die folgende *Tabelle* (S. 92, 93) dient lediglich zur prinzipiellen Orientierung und muß mit allen für ein Schema gültigen Einschränkungen betrachtet werden.

Vor allem soll sie darauf hinweisen, daß beim Diabetiker jede vorliegende Komplikation auch in der Ernährung berücksichtigt werden muß und trotzdem das Grundprinzip der Diabetesbehandlung nicht durchbrochen werden darf. (Beispiel: Beim Fiebernden an sich: Zufuhr von leicht brennbarem Material in erfrischenden Speisen; beim fiebernden Diabetiker: Gefahr der Acetonurie. Deshalb: Grundsätzlich Anwendung eines Kohlenhydrattages, der beiden Forderungen gerecht wird.)

Ferner macht die Tabelle keinesfalls Anspruch auf Vollständigkeit, sondern hebt nur die notwendigsten, durch Komplikationen bedingten Abweichungen vom üblichen Kostaufbau hervor. Aus den mannigfachen Kostformen wurden die einfachsten erwähnt, um damit ausreichendes, jedoch möglichst unkompliziertes Vorgehen zu ermöglichen.

Dabei dient der auf der Tabelle skizzierte Kostaufbau im wesentlichen der Vorbereitung im Intervall und der postoperativen, unter Umständen komplizierten Behandlung. Der Kostaufbau der ersten postoperativen Tage hat streng den bereits angegebenen Vorschriften zu folgen. Dasselbe gilt für die Vorbereitung dringlicher Operationen sowie für die Behandlung des diabetischen Comas.

Praktische Durchführung siehe III. Teil, Diabetesdiät und Diabetikerrezepte.

4. Insulin.

Der kurzen Besprechung über Anwendung, Auswirkung und Nebenwirkung des Insulins ist vor allem die *Warnung* vor Überwertung des Insulins als Allheilmittel des Diabetes vorauszuschicken. Das Insulin soll nur dann zur Unterstützung herangezogen werden, wenn das notwendige Kohlenhydratminimum nicht toleriert wird oder wenn, wie z. B. beim Koma, Zufuhr größerer Zuckermengen sich als notwendig erweist. Es bleibt deshalb Medikation überhaupt und Dosierung des Insulins im weitesten Sinne abhängig von der Kohlenhydratzufuhr. Nicht zuletzt deshalb werden der Insulinanwendung gewisse Grenzen gesetzt sein. Außerdem bestehen umschriebene Kontraindikationen, die an sich die Beschränkung des Insulins ganz oder auf das notwendigste Minimum erheischen. Diese Kontraindikationen fußen auf der die Gefäße angreifenden Insulinwirkung. Deshalb bedeuten Gefäßkrankheiten, Hypertonie in höheren Altersstufen, Coronarsklerose, Angina pectoris, Blutungen im Augenhintergrund usw. eine Gegenanzeige. Auch lehrt die Erfahrung, daß bei Glaukom, Iritis und anderen entzündlichen

Tabelle 2.

Ernährungsform bei →	Komplikationslos (Intervall)	Fieber und eitrige Prozesse	Entwässerung (Ödeme)	Entfettung
Grundkost	Proteinreiche Magerkost mit 5 × 20 g Weißbrot (Äquivalent) s. S. 120	—	Proteinreiche Magerkost mit 5 × 20 g Weißbrot (Äquivalent) *salzarm*	Proteinreiche Magerkost mit 5 × 20 g Weißbrot (Äquivalent) *salzarm* *ohne Suppe*
Kohlenhydratreicher Schalttag	Reis-Obsttag s. S. 123 III. Form a	Reis-Obsttag ohne *rohes* Obst	Reis-Obsttag	Reis-Obsttag
Kohlenhydratfreier Schalttag	Eier-Gemüsetag s. S. 124 V. Form a	—	—	—

Veränderungen des Auges möglichst kein Insulin angewendet werden soll. Die Auswirkung des Insulins läßt sich vor allem am Blutzuckerspiegel beurteilen. Hier spielen sich Veränderungen ab, die zu der unangenehmen Nebenwirkung der Hypoglykämie führen.

Hypoglykämie. Die Hypoglykämie macht sich dem Patienten durch subjektive Störungen bemerkbar: Schweißausbruch, Herzklopfen, Schwindel bedeuten für ihn, daß rasche Zuckerzufuhr den Blutzuckertiefstand und damit das subjektive Unbehagen beseitigen muß. Es ist der Patient deshalb anzuweisen, dauernd etwas Zucker bei sich zu führen und bei Eintritt des Shoks 1—2 Stück Zucker oder Saft von 2 Orangen zu nehmen. Tritt der Shok sehr plötzlich ein oder machen es äußere Umstände (operativ bedingt) unmöglich, orale Zuckerzufuhr rechtzeitig durchzuführen, so tritt Bewußtlosigkeit, eventuell verbunden mit Krampfzuständen ein. Rascheste Zuckerzufuhr auf intravenösem Wege beseitigt die bedrohlichen Symptome in kurzer Zeit. Jede Bewußtseinsstörung beim Diabetiker muß an schwere Hypoglykämie denken lassen. Es wäre deshalb verfehlt, bei Aufnahme eines bewußtlosen Diabetikers, dessen augenblickliche Harnanalyse nicht bekannt ist, sofort an Koma zu denken und somit Insulin zu spritzen. Die Frage, ob Hypoglykämie oder Koma vorliegt, läßt sich dadurch klären — falls die Anamnese bei Verwandten usw. erhoben, über eventuelle Insulininjektionen keinen Aufschluß gibt —, daß man rasch Untersuchung des mit Katheter gewonnenen Harns anstellt:

Hypoglykämie: Harnzuckerfreiheit.

Koma: Regelmäßig Harnzucker und große Mengen Acetons.

In der Praxis kommt man gewöhnlich mit intravenöser Injektion von 20 ccm einer 20proz. Traubenzuckerlösung aus. Sollte in wenigen Minuten das Bewußtsein nicht wiedergekehrt sein, ist erneute Injektion in gleicher Dosis nötig.

Der hypoglykämische Shok ist deshalb als drohende Gefahr zu bezeichnen, da häufig trotz hoher Blutzuckerwerte rasch starke Schwankungen eintreten können. Spritzt man derartigen Fällen ohne Kenntnis der augenblicklichen Lage vor dringlicher Operation Insulin in größerer Menge, so kann das Ein-

Tabelle 2.

Magenresektion, G. E. (HCl-Mangel)	Diarrhöe	Cholecystopathie	Appendicitis
1. bis 6. Tag nach der Op. (s. S. 124 VI.). Proteinreiche Magerkost mit 5×20 g Weißbrot (Äquivalent) *ohne Rohmaterial* und mit dem HCl-Mangel angepaßter *Eiweißzubereitung*	—	1. bis 6. Tag nach der Op. (s. S. 124 VI.). Proteinreiche Magerkost mit 5 × 20 g Weißbrot (Äquivalent) *ohne Rohmaterial* und mit dem HCl-Mangel angepaßter *Eiweißzubereitung*	1. bis 3. Tag nach der Op. (s. S. 124 VI.). Proteinreiche Magerkost mit 5 × 20 g Weißbrot (Äquivalent)
Reis-Obsttag ohne *rohes* Obst	Hafertag s. S. 124 IV.	Reis-Obsttag ohne *rohes* Obst	Reis-Obsttag ohne *rohes* Obst
Eier-Gemüsetag mit dem HCl-Mangel angepaßter Gemüsezubereitung	—	—	—

treten des hypoglykämischen Shoks während der Operation unangenehme Komplikationen mit sich bringen, wenn auch der bei Operationen meist beobachtete Blutzuckeranstieg dem entgegenwirkt. Jedenfalls soll man tunlichst Shokwirkungen auf das Gefäßsystem, wie es die Hypoglykämie darstellt, bei Operation zu vermeiden trachten. Dem entgeht man, wenn — und das gilt auch für das Koma — auf die absolut überflüssige *intravenöse* Gabe von Insulin ebenso wie auf das Verabfolgen großer intramuskulärer Einzelgaben verzichtet wird. Unerwünschte Nebenwirkungen werden vermieden, wenn die Insulinzufuhr auf zeitlich verschiedene kleine Dosen verteilt wird.

Es ist des weiteren verkehrt anzunehmen, daß das Insulin als solches unmittelbaren Einfluß auf die Wundheilung ausübt. Dies ist nur insofern der Fall, als das Insulin bessernden Einfluß auf den Zuckerhaushalt gewinnt, einen vorher ungeordneten Zuckerhaushalt in Ordnung bringend. Alles was über unmittelbaren Einfluß des Insulins auf die Wundheilung bisher vorgebracht wurde, ist nicht stichhaltig. Insulin kann sogar der Wundheilung schädlich sein, weil es bei jeglichem Überschusse fast zwangsläufig zu Überwässerung der Gewebe führt, und gerade an einer so exponierten Stelle wie an frischer Wunde kann sich dies am frühesten und stärksten auswirken. Ein Vorbeugungsmittel dagegen ist *kochsalzärmste Kost,* auf deren bedeutsame Tragweite in unmittelbar prä- und postoperativer Zeit wir schon mehrfach hingewiesen haben. Insulingebrauch verschärft aber diese Forderung noch bedeutend (vgl. Abschnitt: Ödeme).

Insulindosierung. Es ist sehr schwierig, allgemein giltige Regeln für die Insulindosierung aufzustellen, zumal die Reaktion des Einzelfalles sich sowohl hinsichtlich der Entzuckerung als auch hinsichtlich des Blutzuckerabfalles verschieden verhält. Es ist deshalb völlig unmöglich, exakte Angaben zu machen, so wie man es zu Beginn der Insulinaera glaubte, daß etwa 1 g Harnzucker durch 1 E. Insulin gedeckt werden könne. Der eine Fall kann von beträchtlicher Harnzuckerausscheidung und hohem Blutzuckerstand durch eine kleine, morgens gegebene Insulindosis befreit werden, während bei dem anderen sehr hartnäckigen Fall, der weniger Harnzucker ausscheidet und tieferen Blutzuckerstand aufweist, drei und mehr Injektionen nötig sind, bevor Harnzuckerfreiheit und Blutzuckersenkung eintreten. Man wird deshalb nur ex iuvantibus feststellen können, ob man den Fall als einen leicht zu beeinflussenden oder hartnäckigen betrachten kann.

Die Insulindosierung beim Koma erfolgt nach anderen Gesichtspunkten (s. Abschnitt: Komabehandlung).

Wie schon mehrfach erwähnt, ist die Frage der Insulinnotwendigkeit in direkte Abhängigkeit von verlangter Kohlenhydratzufuhr und Kohlenhydrattoleranz zu setzen. Scheint deshalb die Anwendung von Insulin nötig, so wird zunächst das Verhältnis von Kohlenhydratzufuhr und Harnzuckerausscheidung im Laufe eines Tages zu bestimmen sein. Dabei erscheint es ratsam, die Kohlenhydratzufuhr in gleichen Portionen über den Tag zu verteilen (also 100 g Weißbrot oder Äquivalente nicht als einmalige Gabe, sondern in Portionen zu fünfmal 20 g zu geben). Bei vermehrter Harnzuckerausscheidung muß man Wert darauf legen, den Zeitpunkt der Ausscheidung durch zeitlich getrennte Untersuchungen des Harnes auf Zucker festzustellen. Voraussetzung dafür ist quantitative Harnzuckeruntersuchung mit dem Polarimeter oder der (weniger geeigneten) Gärprobe.

Anweisung zum Sammeln von Harn.

1. Zur Vornahme von drei Harnanalysen: Der Harn wird aufgefangen und quantitativ gesammelt in der Zeit von

7—12 Uhr
12—19 Uhr
19— 7 Uhr des nächsten Tages.

Damit ist der Harn in drei Portionen getrennt. Die Untersuchung ergibt Anhaltspunkte über den Zeitpunkt der Harnzuckerausscheidung.

2. Zur Bestimmung der Harnzuckertagesmenge allein genügt die Untersuchung einer Mischprobe des 24-Stunden-Harnes. Die vollständige Harnmenge ist aufzuheben und Verluste beim Stuhlgang sind möglichst zu vermeiden, ebenso sind Angaben über Unvollständigkeit der Harnmenge bei Incontinentia urinae zu machen.

Über die Berechnung der absoluten Harnzuckertagesmenge sind Schwestern und Laboratoriumspersonal zu belehren. Der Unterschied zwischen der Angabe:

2% von 500 ccm Harntagesmenge (= 10 g Zuckertagesmenge)

gegenüber

2% von 5000 ccm Harntagesmenge (= 100 g Zuckertagesmenge)

wird von der Notwendigkeit sorgfältigen Harnsammelns überzeugen und über den wesentlichen Unterschied zwischen gleichen Prozentzahlen und verschiedenen Harnmengen Aufklärung geben.

Ebenso wird Belehrung des Personales über die Ausführung einfachster Harnproben Vornahme häufiger Untersuchungen ermöglichen, die vor allem während der Komabehandlung wichtige Aufschlüsse über den jeweiligen Stand der Acetonurie und das Vorhandensein von Harnzucker gibt.

Harnproben.

1. Nylandersche Probe auf Zucker: Ca. 3 ccm Harn werden mit ca. 20 Tropfen Nylanders Reagens versetzt und mindestens 2 Minuten gekocht. Dunkelbraun- bis Schwarzfärbung des Harnes zeigt Anwesenheit von Harnzucker an.

2. Langesche Probe auf Aceton: 10 ccm Harn werden mit 0,5 bis 1,0 ccm Eisessig und einigen Tropfen konzentrierter, frisch bereiteter Natriumnitroprussidlösung umgeschüttelt und mit Ammoniak überschichtet. An der Berührungsstelle zeigt ein hell- bis dunkelvioletter Ring positiven Ausfall an. Je stärker die Farbintensität, um so größer die Menge des vorhandenen Acetons.

Selbst zur ersten Insulinbemessung muß zur Not der Ausfall der NYLANDERschen Probe ausreichen, wenn auch dies Vorgehen unbedingt als mangelhaft zu bezeichnen ist. Kennt man die Harnzuckertagesmenge und hat man nach gleichmäßiger, portionsweiser Zufuhr der üblichen Kohlenhydratmenge die Toleranz bestimmt, wird man sich versuchsweise mit kleinen Insulindosen in die Behandlung einschleichen. Gewöhnlich genügt zum Ausprobieren zunächst einmalige Injektion eine halbe Stunde vor dem ersten Frühstück in der Höhe von etwa 12 Einheiten. Diese geringe Menge wird von jedem Diabetiker schadlos vertragen. Wird jetzt im Gegensatz zur vortägigen Untersuchung die erste oder sogar die erste und die zweite Harnportion zuckerfrei, so genügt diese Insulindosis. Bleibt dagegen trotz der Insulinspritze die Harnzuckerausscheidung in der ersten Harnportion bestehen, so wird man vorsichtig die Insulinmenge in der morgendlichen Injektion erhöhen, zunächst um etwa 4 Einheiten und dann allmählich weiter steigern, bis man dadurch Harnzuckerfreiheit im Laufe des Tages erzwingt. Bleibt die Nachtportion des Harnes nicht zuckerfrei, ist der Einsatz einer zweiten Insulininjektion eine halbe Stunde vor dem Abendessen angezeigt. In hartnäckigen Fällen gelingt Entzuckerung erst nach Einsatz einer dritten Insulinspritze eine halbe Stunde vor dem Mittagessen, die zunächst in der üblichen Anfangsdosis verabfolgt wird. Dann wird die Harnzuckerausscheidung innerhalb einer jeden Harnportion von je einer Insulinspritze beherrscht. Voraussetzung für derartiges Vorgehen ist:

1. Dauernde Harnkontrolle.
2. Genaue Belehrung des *Patienten* und *der Schwestern* über mögliche Folgen der Injektion. (Hypoglykämie: Schwindel, Schweißausbruch, Herzklopfen. Bei Auftreten von Hypoglykämie Zufuhr von zwei Stück Zucker oder Saft zweier Orangen.)
3. Exakte Weiterführung der Insulinbehandlung.

Vor allem ist zu warnen vor plötzlichem Abbau des Insulins, der zu akuter Verschlechterung des Zustandes führen könnte.

Bleibt ein Patient immer harnzuckerfrei und treten außerdem noch hypoglykämische Erscheinungen auf, so wird man bestrebt sein, bei gleichbleibender Kohlenhydratzufuhr zunächst die Zahl der Spritzen zu verringern. Nach Möglichkeit beginnt der Abbau bei der Mittagspritze, dann erst bei der Abend- und schließlich bei der Morgenspritze. Der Abbau vermindert die Spritze um jeweils nicht mehr als vier Einheiten unter Voraussetzung dauernder Harnzuckerfreiheit.

Insulinbehandlung ändert an den diätetischen Grundsätzen nichts, d. h. Grundkost und eingefügte Schalttage kommen unverändert zur Anwendung. Allerdings muß an den Schalttagen die jeweilige Insulinmenge reduziert werden.

Coma diabeticum. Das typische Coma diabeticum, vor allem gekennzeichnet durch tiefe Atmung, verbunden mit Bewußtlosigkeit und auffallendem Acetongeruch des Atems nach frischen Äpfeln, kann während der chirurgischen Behandlung diabetisch Kranker auftreten. Denn unter Auswirkung kombinierter Diät- und Insulinbehandlung sind heutzutage auch *die* Fälle von Diabetes chirurgischen Komplikationen ausgesetzt, die in der Vorinsulinzeit dem Diabetes an sich längst erlegen wären. So kann ein auf täglich mehrere Insulininjektionen eingestellter Schwer-Diabetiker durch stürmisch einsetzende eitrige Erkrankung komatös werden und gleichzeitig dringlich operiert werden müssen. Gelegentlich aber kann Bewußtlosigkeit des Komatösen zu Verletzungen, wie z. B. komplizierten Frakturen führen, die operative Eingriffe noch im Koma nötig machen. Schließlich ist die Gefahr des drohenden Komas durch Narkose und Operation bei diesen schweren Diabetesfällen größer als sonst.

Die *Behandlung des diabetischen Komas* mußte sich in der Vorinsulinzeit darauf beschränken, die Aceton, Blutzucker und Harnzucker senkende Wirkung einer

Tabelle 3. Komabehandlung.

Zeit	Allgemeinzustand	Harnzucker in %	Aceton	Kohlenhydrat-Zufuhr			Insulin	Herz	Flüssigkeitszufuhr
				a) intravenös	b) rectal	c) oral			
Aufnahme 11^{15}	bewußtlos große Atmung	2,0%	+++		(Reinigungseinlauf)			5 ccm Campher	
11^{30}				30 ccm einer 20proz. Traubenzuckerlösung	1 Liter 5proz. Traubenzuckerlösung		12 E.	Kardiazol 1 ccm Coffein 1 ccm	in Form des Traubenzuckereinlaufes
12^{30}		2,6%	+++				12 E.		
13^{30}	reagiert			30 ccm einer 20proz. Traubenzuckerlösung			12 E.	Kardiazol 1 ccm Coffein 1 ccm	
14^{30}							12 E.		
15^{30}	klar, normale Atmung	1,2%	+		1 Liter 5proz. Traubenzuckerlösung	Saft von 2 Orangen	12 E.	Kardiazol 1 ccm Coffein 1 ccm	als Obstsaft
16^{30}							12 E.		Tee mit 150 g Kognak zur Verfügung
17^{30}							12 E.	Kardiazol 1 ccm Coffein 1 ccm	
18^{30}		0,6%	—			Haferschleim (25 g Hafer)			Tee mit Kognak oder Zitronensaft
20^{00}							20 E.		
20^{30}		1,5%	Spuren			Haferschleim (25 g Hafer)			
1^{00}						Haferschleim (25 g Hafer)	30 E.	Kardiazol 1 ccm Coffein 1 ccm	
4^{30}						Haferschleim (25 g Hafer)	30 E.	Kardiazol 1 ccm Coffein 1 ccm	
4^{45}	hypoglykämisch[1]					Saft von 2 Orangen, 2 St.Zucker			
5^{00}		0,2%	—						
Ab 7^{00}	Beginn des 2. Tages als Hafer-Obsttag mit 3 Insulininjektionen (3 × 30 E).								

[1] Hypoglykämischer Anfall, weil Gaben von Kohlenhydratmenge (Haferschleim) ungenügend.

Hungerperiode auszunutzen. Wir bedienen uns auch heute noch dieser planmäßigen Auswirkung des Hungerns dann, wenn wir plötzliche Umstellung (Entzuckerung, Blutzuckersenkung sowie Acetonverminderung) bei einem Nichtkomatösen erzielen wollen (s. Karenztag, S. 87, 123 II.).

Die jetzige Komabehandlung folgt dem Grundsatz, durch Zuckerzufuhr, die mit Insulin abgedeckt wird, Acetonanhäufung zu beseitigen. Das Vorgehen im Einzelfall richtet sich nach dem Zustand des Patienten. Ist es angängig, wird man den Zucker per os geben; andernfalls wird der Zucker auf intravenösem oder rectalem Wege zugeführt. Daneben ist vor allem die Kraft des toxisch geschädigten Herzens und die Gefäßspannung zu erhalten. Gleichzeitig gilt es, Flüssigkeitsverlust der Gewebe zu verhüten bzw. zu ersetzen. Anfangs reicht die als Tropfklysma gegebene Traubenzuckerlösung auch hierzu aus, später wird man für eine reichliche orale Flüssigkeitszufuhr in Form von Kaffee und Tee mit Weinbrand (antiketogene Wirkung des Alkohols!) Sorge tragen. Zur Erläuterung des Vorgehens geben wir die *Tagestabelle* eines Komafalles an (S. 96). Es ist ratsam, bei jedem Komafall ähnliche Tabellen zu führen, um bei Wechsel von Arzt und Schwestern Übersicht über bereits durchgeführte Behandlung zu haben. Den Schwestern wird folgende Anweisung gegeben:

1. Kontrolle, ob Traubenzuckerklysma wirklich gehalten wird.
2. Auftrag, die Zufuhr der gesamten, oral zu nehmenden Kohlenhydratmenge zu überwachen, wenn nötig, den Patienten zu füttern, da sonst wegen ungenügender Kohlenhydratzufuhr Gefahr der Hypoglykämie droht.
3. Jedenfalls achten auf hypoglykämische Zeichen.

5. Beispiele.

Zum Schluß sei nochmals an Hand praktischer Beispiele auf die unbedingte Notwendigkeit und die Möglichkeit individueller Anpassung an den Einzelfall bei der Diabetesbehandlung hingewiesen, was selbst mit dem beschriebenen, verhältnismäßig einfachen Rüstzeug möglich ist. Die durch Operation oder unabhängig davon bedingten Komplikationen müssen mit entsprechender Änderung der Kost beantwortet werden. Die Tabelle (S. 92, 93) lehrt den theoretischen Aufbau, *folgende geheilt entlassene Fälle* sollen das praktische Vorgehen erklären.

a) Komplikationslos (Intervalloperation). *Doppelseitiger Leistenbruch.* Operation nach Bassini in Lokalanästhesie. Pat. kommt eingestellt, harnzucker- und acetonfrei, mit leicht erhöhtem Blutzucker (162 mg%) zur Operation. Op.-Tag: Karenztag. Anschließend proteinreiche Magerkost mit 1 Schalttag wöchentlich.

b) Fieber, eitriger Prozeß. *Periproctitischer Absceß.* Dringliche Operationsindikation. Karenztag vor der Operation; unmittelbar vor der Incision des Abscesses 20 ccm 20proz. Traubenzuckerlösung i. v. + 20 E. Insulin. Op.-Tag: Karenztag. Anschließend Reis-Obsttage. Nach Abklingen des Fiebers am 4. Tag Beginn einer durch Schalttage unterbrochenen proteinreichen Magerkost mit Zulage von 5 × 20 g Weißbrot. Die Kost wird salzarm ausgestaltet, um die fettleibige Patientin zu entwässern. Im Verlauf der Behandlung anfangs zwei Insulininjektionen nötig, die langsam, zunächst abends, dann morgens abgebaut werden.

c) Entwässerung (entzündliches Ödem). Ein seit 20 Jahren stabil eingestellter Fall von Diabetes wird kompliziert durch eine *Unterschenkelphlegmone.*

Incision. Op.-Tag: Karenztag. Anschließend drei Reis-Obsttage, die neben der antidiabetischen Behandlung energischer Entwässerung dienen. Dann setzt proteinreiche Magerkost mit Reis-Obsttag als Schalttag ein, der erneute Flüssigkeitsretention beseitigen soll (s. Abschnitt: Ödeme).

d) *Entfettung.* Fettleibige Zuckerkranke kommt mit *akuter Cholecystitis* unter vitaler Indikation zur sofortigen Operation. Vor dem Eingriff werden 20 ccm einer 30proz. Traubenzuckerlösung i. v. + 10 E. Insulin gegeben. Empyem der Gallenblase und gallige Peritonitis. Cholecystektomie. Op.-Tag: Nur Tropfklysma von 1—2 Liter 0,9proz. NaCl-Lösung. Dann folgt die übliche Ernährungsweise der ersten fünf postoperativen Tage (s. S. 124 VI.). Anschließend hat die Ernährung neben der antidiabetischen Komponente die Fettsucht zu berücksichtigen, um auch durch Entfettung die Wundheilung zu begünstigen. Kostaufbau: Salzarme, proteinreiche Magerkost *ohne* Suppe, unterbrochen durch entwässernde Reis-Obsttage.

e) *Salzsäuremangel (Magenresektion).* Ulcus ventriculi und Diabetes. Interne Behandlung: Ulcuskur kombiniert mit antidiabetischer Behandlung ($1^1/_2$ l Milch pro die; Aufbau und Erweiterung der Kost durch 3mal Grießbrei + 1mal passiertes Gemüse + 20 g Weißbrot). Wegen erneut einsetzender Blutung unter vitaler Indikation dringliche Operation: Vorbereitung ist unnötig, da reichliche Kohlenhydratzufuhr bei der Ulcuskur vorausging. 20 ccm einer 20proz. Traubenzuckerlösung i. v. + 20 E. Insulin. Op.: Resektion nach B II. Op.-Tag: Tropfklysma 1—2 Liter einer 0,9proz. NaCl-Lösung. Postoperative Ernährung bis zum 6. Tag s. S. 124 VI. Anschließend proteinreiche Magerkost bei Salzsäuremangel (s. S. 123 I. c). Als Schalttage Reis-Obsttag ohne rohes Obst und Eier-Gemüsetag mit dem Salzsäuremangel angepaßter Gemüsezubereitung.

f) *Diarrhöe.* Bei einem Diabetiker mit multiplen Frakturen Auftreten von Diarrhöe. Karenztag mit Tee und Kognak. Anschließend 2—3 Hafertage, die langsam erweitert werden. Nach Abklingen der Diarrhöe Rückkehr zur als proteinreiche Magerkost ausgestalteten Grundkost.

g) *Cholecystopathie.* Akute Cholecystitis. Temperatur 39°. Diabetes und Adipositas. Pat. ist bei der Aufnahme zuckerfrei (mangels Nahrungsaufnahme wegen Erbrechens). Vor der Op. 20 ccm 20proz. Traubenzuckerlösung + 10 E. Insulin. Op.: Reichlich trübes Exsudat in der freien Bauchhöhle. Gallenblase mit nekrotisierender Entzündung der Wand, an zwei Stellen knapp vor der Perforation. Punktion der Gallenblase ergibt jauchigen Inhalt. Cholecystektomie. Op.-Tag: Tropfklysma 1—2 Liter 0,9proz. NaCl-Lösung. 36 Std. p. op. Tee mit fünf Stück Zucker über den Tag verteilt. Dann folgt die übliche Ernährungsweise der ersten fünf postoperativen Tage (s. S. 124 VI.). Anschließend proteinreiche Magerkost ohne Rohmaterial. Als Schalttag Reis-Obsttag.

h) *Appendicitis.* Pat. kommt mit phlegmonöser Appendicitis unter vitaler Indikation zu sofortiger Operation. Vor dem Eingriff: 30 ccm einer 20proz. Traubenzuckerlösung + 20 E. Insulin. Appendektomie. Op.-Tag: Karenztag mit leerem Tee. 2. Tag: Hafertag (mit dünner Haferschleimsuppe, 5 × 20 g Hafer, ohne Fett). 3. Tag: Idem. Anschließend proteinreiche Magerkost.

d) Gicht.

Gicht an sich wird selten zu operativen Maßnahmen Anlaß geben, sei es, daß ein besonders großer Gichtknoten am Fingergelenk oder an sonstig bevorzugter Stelle sekundär infiziert wird oder der gelenkszerstörende Prozeß primär angegangen werden muß. Andererseits kann ein Gichtpatient auch von anderen „chirurgischen Erkrankungen“ befallen werden.

Ernährung.

Grundsätzlich wird die Ernährung jedesmal der internen Erkrankung gerecht werden müssen. Wenn auch die Ursache der Gicht nicht allein in Abbaustörung und Retention von Harnsäure zu suchen ist, so werden auch heute noch im praktischen Kostaufbau zwei Prinzipien maßgebend bleiben:

Einerseits wird die Zufuhr *purinreicher Nahrung* möglichst *einzuschränken* oder auf die vorliegende Toleranz einzustellen sein;

andererseits wird die Tatsache der Entzündung — der akute Gichtanfall verläuft unter entzündlichen Erscheinungen — weitgehende *Entwässerung* verlangen. Die Entwässerung (in Form von Obsttagen) wird auch gleichzeitig Ausschwemmung harnsaurer Salze gewährleisten, weshalb man sich dieses Vorgehens um so lieber bedienen wird.

Es ist ratsam, einen Gichtpatienten vor und nach irgendwelchen operativen Eingriffen derart zu ernähren, als ob er im Stadium akuter Gichtanfälle wäre, d. h. die Kost wird, unterbrochen von Entwässerungstagen, frei bleiben müssen von purinreichem Material und anderen Harnsäureschädlingen.

Um eine Kost praktisch purinarm zu gestalten, genügt Verzicht auf:

Fleisch: Alle drüsigen Organe (Innereien) und Fleisch junger Tiere wegen seines Zell- und damit Nucleoproteidreichtums.
Gemüse: Hülsenfrüchte.
Getränke: Kaffee, Alkohol.

e) Bemerkungen zur Ernährung bei Tuberkulose, auch bei chirurgischer Tuberkulose.

Das gelegentliche Zusammentreffen von Tuberkulose und chirurgischer Erkrankung wird häufig genug zur Überlegung zwingen, wie die entsprechend sachgemäße Diät, etwa nach Magen- oder Darmeingriffen, auch gleichzeitig der Tuberkulose als allgemeiner Durchseuchung des Körpers gerecht werden kann. Dabei verweisen wir auf die Warnung, die wir schon gelegentlich der Besprechung der Mastkur grundsätzlich aussprechen zu müssen glaubten (s. S. 11). Auch lehrt die Erfahrung der Lungenfachärzte immer wieder, daß bei der Lungentuberkulose an sich Anmästung unnötigen Fettes, was häufig, aber fälschlich, als besonders guter Kurerfolg dargestellt wird, schädlich ist. Deshalb wird man auch beim Zusammentreffen von Tuberkulose und chirurgischer Erkrankung sein Augenmerk auf sachgemäße Ernährung richten, die dann unter Umständen vorübergehend eine Unterernährung darstellt. Allerdings wird man mehr als bei anderen kurzfristigen Ernährungsepochen auf reichliche Vitaminzufuhr zu achten haben (s. S. 5). Bei fieberhaften Prozessen, seien sie bedingt durch Tuberkulose oder die chirurgische Erkrankung an sich, richtet sich der Aufbau der Kost nach den Grundsätzen einer Fieberkost (s. S. 9), wobei dann bald eine Ernährung nach Art der kohlenhydratbetonten Mast erstrebenswert ist (s. S. 106). Dabei hüte man sich vor chronischer Überlastung des Magens und sei immer eingedenk, daß Tuberkulose als Erkrankung des ganzen Körpers auch die Verdauungsorgane, vor allem Motilität und Chemismus des Magens, unterwertig arbeiten lassen kann. Trotzdem wird man den Verdauungsapparat in seiner Verdauungsfähigkeit auszunützen trachten und Verzärtelung vermeiden.

Spezielle Ernährungsformen bei *chirurgischer* Tuberkulose sind von den Autoren SAUERBRUCH, GERSON, HERMANNSDORFFER u. a. angegeben. Da darüber ein abschließendes Urteil nicht vorliegt, verweisen wir auf die Originalarbeiten der Autoren. Unseres Erachtens sind die als günstig berichteten Erfolge zum Teil darauf zurückzuführen, daß die Salzlosigkeit und Zusammensetzung dieser Kostformen eine weitgehende Entwässerung bewirken. Da gerade bei chirurgischer Tuberkulose Entzündungszustände mit Wasserretention usw. den Herd umgeben, wird bei solchen Fällen Entwässerung eintreten; nicht dagegen, wenn schon vorher die Kost auf Beseitigung der entzündlichen Schwellungen hinzielte.

Jedenfalls verlangt bestehendes Fieber Anwendung antiphlogistischer Kost (s. S. 8), bei kachektischen Zuständen kommen zweckentsprechende Mast (s. S. 106) und die zur Ernährung Kachektischer angegebenen Maßnahmen in Frage (s. S. 45).

III. Praktische Durchführung.

1. Einleitung.

Die Zusammensetzung des speziellen Teiles geht von der Voraussetzung aus, daß die Durchführung der gewünschten Krankenkost in einer *Normalküche* erfolgt, d. h. daß weder abgetrennte Diätküche noch speziell ausgebildete Diätassistentinnen für die Kostdurchführung zur Verfügung stehen.

Selbstverständlich halten wir die Herstellung von Sonderkostformen, die stets auf die Einzelpersönlichkeiten Rücksicht nehmen müssen, in einer Zentralküche (Normalküche der Krankenhäuser) durchaus nicht für einen Idealzustand. Im Geiste der ausführlichen Erörterungen auf dem II. Internationalen Hospitalkongreß (Wien 1931), „Über Ernährung in großen Allgemeinen Krankenhäusern", erwarten und hoffen wir, daß in kurzer Zeit alle großen Krankenhäuser über besondere Diätküchen verfügen, in denen die von den Hauptkostformen der Krankenhäuser abweichenden Sonderkostformen bereitet werden. In unserem Krankenhause wurden die chirurgisch Kranken, die einer Sonderkost bedurften, von der Diätküche der internen „Sonderabteilung für Stoffwechsel- und Ernährungsstörungen und für diätetische Heilmethoden" verpflegt.

Wer sich über diese Fragen der Kostreform in Krankenhäusern genauer unterrichten will, sei verwiesen auf das Referat C. von Noordens auf dem obenerwähnten Kongreß (Sonderheft Nosokomeion. 1931).

Da einstweilen nur eine Minderzahl von Krankenhäusern mit Diätküche, Diätschwestern oder Diätassistentinnen ausgestattet ist, halten wir uns — wie gesagt — im folgenden an die in Normalküchen gegebenen Möglichkeiten.

An sich ist Durchführung der beschriebenen Diät an Hand der Kostpläne, der beigefügten Rezepte und unter der nötigen Kontrolle in einer Normalküche durchaus möglich. Es gibt keine Gerichte, die sich nur für Kranke, nicht auch für Gesunde eignen. Deshalb wird dem oberflächlichen Beobachter beim Durchlesen unserer Rezepte scheinen, daß es sich eigentlich im wesentlichen um bekannte Rezepte handelt. Aber die Zusammensetzung des Materiales ist so gewählt, daß manche Zutat aus „normalem Rezept" weggelassen, vermindert, vermehrt oder durch andere ersetzt werden muß, will man dem jeweils geforderten Kostprinzip für Krankenkost gerecht werden. Ferner haben sämtliche Phasen der Zubereitung ihre besondere Bedeutung. Vorbereitung des Materiales (z. B. Einweichen von Hülsenfrüchten, Dörrobst usw.), Verarbeitung, Dauer des Kochens, Einwirkung verschiedener Hitzegrade, sorgfältiges Passieren (z. B. bei Schleimsuppen), kurz alle Einzelheiten des Rezeptes, auch die scheinbar unwesentlichen, müssen genau beobachtet werden. Dem diätetisch nicht geschulten Küchenpersonal wird manche Abweichung vom vorgeschriebenen Rezept entsprechend dem eigenen Geschmack oder der sonst üblichen Zubereitungsweise zulässig oder unwesentlich erscheinen, während sie in Wirklichkeit grundlegende Änderung der Kostauswirkung für den Kranken bedeuten kann. Die Küche wird die ärztlich verordnete Kost nur dann sachgemäß liefern, wenn sich die verantwortlichen Persönlichkeiten *wirklich* an die Rezepte halten. Denn das für den Kranken hergestellte Gericht ist bestimmt, sich im Sinne eines Medikamentes auszuwirken. Deshalb ist genau wie bei der Zubereitung eines Medikamentes durch den Apotheker jede Einzelheit der Zubereitung des Kochrezeptes zu beachten. Will man z. B. durch entsprechende Kost Entwässerung erzielen, so muß die Kost frei von Kochsalz bleiben, und die Annahme, daß geringes Salzen nicht schade, ist grundfalsch; denn schon bei Zufuhr geringster Kochsalzmengen kann die vom Arzt beabsichtigte Wirkung ausbleiben.

Für den Gesunden macht es nichts aus, wenn z. B. Fleisch mehr oder weniger scharf abgebraten wird; es handelt sich hier nur um geschmackliche Unterschiede. Anders bei einem Patienten mit Superacidität; hier führt das scharf abgebratene Fleisch zu starker Säuresekretion. Hierbei sei auch auf die verschiedene Wirkung von überhitztem oder kaltem Fett auf die Säureproduktion hingewiesen.

Ebenso kann Eiweiß in derber Beschaffenheit der Magenarbeit Schwierigkeiten bereiten, aufgelockert dagegen vom gleichen Kranken gut vertragen werden. Es ist nicht nur Wert zu legen auf sachgemäße Zubereitung, sondern auch auf sorgfältige Materialauswahl. Der superacide Kranke z. B. wird weichgekochtes, zartes Rindfleisch, dem so häufig Schwerverdaulichkeit angedichtet wird, besser vertragen als in heißem Fett scharf abgebratenes haschiertes Schnitzel. Alle diese Verordnungen können ohne Schwierigkeit berücksichtigt werden.

Es ist keinesfalls notwendig, jede Einzelportion gesondert zuzubereiten. Vielmehr kann man die Gerichte bis zu einem gewissen Grade fertig kochen, um erst beim Fertigstellen oder Anrichten der Einzelverordnung gerecht zu werden. So wird man z. B. einen ganzen Kalbsbraten in üblicher Weise zubereiten und nicht etwa viele Einzelportionen getrennt abbraten. Verlangt die Vorschrift Vermeiden säurelockenden Materials, so wird der eine Patient ein Stück aus der Mitte des Bratens (ohne Kruste) erhalten und auf den scharfen (säurelockenden) Bratensaft verzichten müssen. Statt dessen wird auf das Bratenstück etwas unzerlassene, frische Butter gegeben. Verlangt die Vorschrift salzarme Zubereitung, so wird man ebenfalls salzreiche Kruste und Saft weglassen. Für den Diabetiker werden Fleisch und Naturbratensaft weggenommen, bevor der Saft für Normalkost mit Mehl versetzt wird. Selbstverständlich müssen auch Zuckercouleur des Saftes und Zuckerglasur des Bratens vermieden werden. Auch die Verordnung „mageres Fleisch" läßt sich durch Entfernen von Fett leicht erfüllen. Gleiche Grundsätze wird man auch bei Zubereitung anderer Gerichte beobachten können und dadurch die Arbeit wesentlich vereinfachen. Aus all dem geht hervor, daß das Küchenpersonal über den Zweck der Diät nicht unterrichtet zu sein braucht, wenn es nur genaue Rezepte erhält und weiß, daß es darauf ankommt, die Rezepte auch wirklich sorgfältig auszuführen. Für die praktische Durchführung wird nochmals darauf hingewiesen, daß beim Einzelkostaufbau jeweils die angeführten Rezepte eingehend berücksichtigt werden müssen. Es ist z. B. falsch, im Verlauf des Kostaufbaues nach B II (s. S. 107) entsprechend der Verordnung irgendwelche Kohlenhydratsuppen herzustellen, ohne sich genau an die vorgeschriebenen Rezepte (s. S. 30, küchentechnische Bemerkung) zu halten. Koch oder Köchin sollen eben nicht „Diät nach Diagnose", sondern, wie sie es gewohnt sind, „Speise nach Vorschrift" kochen.

Nur die Methoden, die von üblicher Kochweise abweichen könnten, sollen kurz dargestellt werden, da ihrer nicht nur im Krankenhause, sondern auch bei Besprechung der häuslichen Kostverordnung vom Arzt Erwähnung getan und die Hausfrau über ihre Anwendungsweise belehrt werden muß.

Salz- und fettlose Kost.

Vor allem wird die Zubereitung salz- und fettloser Speisen Schwierigkeiten bereiten, da sie auf längere Zeit angewandt, leicht Widerwillen beim Kranken erregen können.

Salz- und fettlos zubereitetes *Fleisch* wird am besten am *Rost* hergestellt, wobei am ehesten Schmackhaftigkeit gewahrt bleibt.

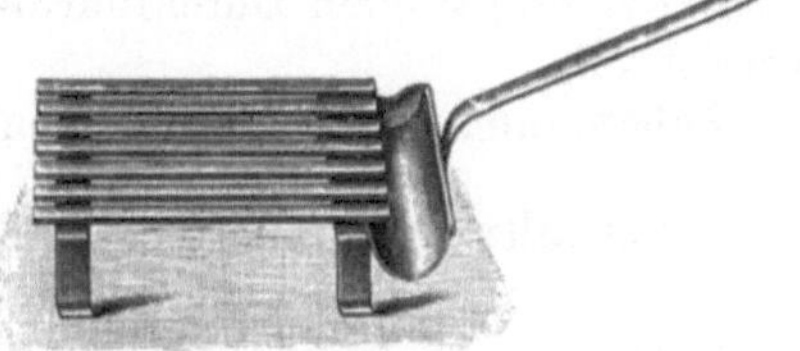
Abb. 6. Bratrost[1].

Der Rost (Holzkohlenrost oder einfaches gitterartiges Gestell über der offenen Flamme, Bügeleisenständer usw.) läßt sich an jedem Herd und jedem Feuer verwenden.

Dabei ist zu beachten, daß

1. der Rost vor dem Braten schon stark erhitzt wird,
2. das abzubratende Fleisch nicht zu dünn geschnitten und gut abgetrocknet wird,
3. das Fleisch mit wenigen Tropfen Öl allseitig bestrichen wird.

Das Fleisch kann je nach Wunsch und Geschmack des Patienten völlig durchgebraten oder mehr roh sein.

Bei salzloser Kost wird Fleisch deswegen am Rost gebraten, weil durch rasches Bilden einer Verschlußkruste Eigensaft und damit Geschmacksstoffe und die dem Fleisch eigenen Salze erhalten bleiben, so daß man geschmacklich kaum das Zusatzsalz vermißt.

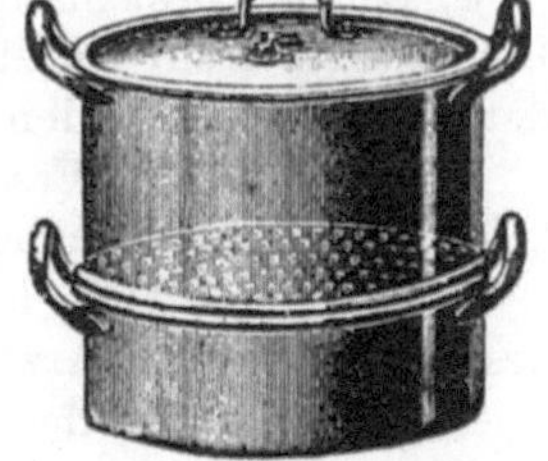
Abb. 7. Dampfkochtopf[2].

Zubereitung von fett- und salzlosem *Gemüse* erfolgt nach Möglichkeit im Dampfkochtopf, der sich auch leicht improvisieren läßt (Kartoffeldämpfer oder umgestülptes Sieb in einen Topf gebracht oder Fischkocher).

Der Sinn der Zubereitungsweise liegt im wesentlichen darin, daß das Gemüse dem Kochwasser ferngehalten und lediglich durch Wasserdampf gar gekocht wird. Damit bleiben ebenso wie beim Rostfleisch Geschmacksstoffe und Salze im Gemüse erhalten und lassen Zusatzsalz weniger vermissen, zumal man Gewürze als Salzersatz verwenden kann; z. B. Muskatnuß beim Blumenkohl, ebenso die verschiedenen Gewürzkräuter, s. S. 119. Nicht alle Gemüse eignen sich zum Kochen im Dampf, so daß man gelegentlich mit Dünsten in wenig Wasser Besseres erreicht.

---

[1] Das Klischee wurde von der Firma J. Matauschek, Wien I, zur Verfügung gestellt.

[2] Das Klischee wurde von der Berndorfer Metallwarenfabrik Arthur Krupp AG. zur Verfügung gestellt.

Salzlose Salate.

Auch die *Salate* können ohne Zusatz von Salz und mit sehr wenig Öl schmackhaft bereitet werden, wenn man sich der Gewürzkräuter und Salatkräuter, ebenso wie der sonst erlaubten Gewürze bedient.

In der praktischen Durchführung kann man auf Salzersatzpräparate verzichten.

Zubereitung der Zuckerkrankenkost s. S. 120, 149.

2. Verhaltungsmaßregeln für Schwestern bei Pflege diätetisch behandelter Patienten.

1. Hauptaufgabe des Pflegepersonals besteht darin, sich der Mithilfe des Patienten durch verständnisvolle Belehrung über die nicht immer angenehme Kost zu versichern.

2. In der Küche hat die Schwester den täglichen Kostplan für die Patienten, welche Sonderkost erhalten, zu erfragen, damit der Patient über Einzelheiten Auskunft von der Schwester bekommen kann. Zweckdienlich ist, eine Abschrift des Kostbogens auf die Station zu geben.

3. Etwaige Wünsche des Patienten sind der Küche mitzuteilen, um möglichst Berücksichtigung zu finden. Falls dies unmöglich ist, wird der Patient darüber aufgeklärt und der „heilende“ Zweck der Ernährung betont. Über mangelhaftes Kauvermögen des Patienten (Zahnlosigkeit), Schluckbeschwerden usw. ist die Küche zu unterrichten.

4. Bei der Besuchszeit sind Angehörige über die Notwendigkeit der Diät aufzuklären, damit keine Lebensmittel eingeschleppt werden, die dem Patienten schaden könnten.

5. Während der Essenszeit ist darauf zu achten, daß der Patient keine Speisen von anderen Kranken zu sich nimmt.

6. Bei der ärztlichen Visite sind die Kostwünsche und Beschwerden des Patienten dem Arzt vorzutragen.

7. Vom Arzt ist der geplante Entlassungstermin zu erfragen, damit die Entlassungskostverordnung schon einige Tage vorher ausgearbeitet werden kann und dem Patienten genügend Zeit zum Erfragen ihm unverstandener Diätvorschriften bleibt. Auf Wunsch sind für den Patienten von der Küche Kochrezepte anzufordern.

8. Plötzliche Veränderung des Zustandes wie Fieber, Erbrechen, Durchfall, Magenblutung usw. sind außer dem Arzt auch sofort der Küche mitzuteilen, damit dem augenblicklichen Zustand auch in der Ernährung Rechnung getragen werden kann.

9. Der Stuhl ist aufzuheben und dem Arzt vorzuweisen.

a) Bei der Pflege diabetisch Kranker.

10. Es muß darauf geachtet werden, daß die von der Küche gelieferten Kohlenhydrate (z. B. Brot, Obst, Kartoffeln, Hafer, Reis usw.) pünktlich zur vorgesehenen Mahlzeit genommen und nicht etwa vom

Patienten abgelehnt oder für spätere Zeit aufgehoben werden. Bei Untersuchungen auf anderen Instituten (z. B. Röntgen- und anderen Fachabteilungen), die Stunden beanspruchen können, ist auf geregelte Zufuhr der Kohlenhydrate zu achten, zumal nach Insulininjektionen.

11. Nur insulinbehandelte Patienten können hypoglykämisch werden. Bei den Anzeichen des hypoglykämischen Anfalles (Schwindel, Schweißausbruch, Herzklopfen) ist der Arzt zu benachrichtigen, evtl. dem Patienten Zucker oder Saft einer Orange zu geben. Der Erfolg der Komabehandlung hängt von genauester Durchführung der ärztlichen Verordnung durch die Schwester ab.

12. Das Sammeln des Harnes zwecks Harnzuckeruntersuchung ist von der Schwester genau durchzuführen und auf Urinverluste beim Stuhlgang zu achten. Der nicht bettlägerige Patient ist über die Bedeutung des Harnsammelns eingehend zu belehren.

13. Der Diabetiker wird *vor* geplanten Schalttagen über die verordnete Diät belehrt.

14. Bei Verordnung gebräuchlicher Medikamente ist der Arzt regelmäßig daran zu erinnern, daß der Patient zuckerkrank ist, damit zuckerhaltige Medikamente vermieden werden.

b) Bei der Pflege Kranker, die salzfreie oder salzarme Diät erhalten.

15. Bei salzloser Kost, die oft magengesunden Patienten gegeben werden muß, ist der Patient eingehend darüber zu belehren, daß Salzarmut einen Heilfaktor darstellt. Aus diesem Grunde muß er den faden Geschmack freiwillig und verständnisvoll ertragen, nicht aber wie häufig ohne vorherige Belehrung, die Speisen nachsalzen, da er den Zweck der Kost verkennt. Mineralwässer sind meist wegen ihres Salzgehaltes ungeeignet.

16. Häufig wird bei *Herz-* und *Kreislaufkranken* salzarme Kost verordnet. Dabei ist die Küche auf das Vorhandensein dieser Erkrankungen aufmerksam zu machen, damit stark blähende Gemüse und Rohobst vermieden werden, die durch Gasfüllung des Darmes zu vermehrten Herzbeschwerden führen können.

3. Grundregeln für den Kostaufbau.

a) Prinzipielle Kostauswahl bei Fieber.

Auswahl aus eiweiß*armen*,
fett*armen*,
kohlenhydrat*reichen* Nahrungsmitteln mit reichlicher Flüssigkeitszufuhr:

Obst in jeder Form.
Frische Preßsäfte von Obst.
Apfel geschabt oder gekocht. Rp. Nr. 87.
Gelee von Orangen. Rp. Nr. 86.

Rote Grütze. Rp. Nr. 85.
Eis von Orangen, Citronen und allen üblichen anderen Früchten. Rp. Nr. 84.
Grape fruit eisgekühlt.
Suppen von Hafer, Gerste, Reis. Rp. Nr. 1, 3, 2.
Milchspeisen von Grieß, Reis, Tapioka, Mondamin kalt oder warm. Rp. Nr. 63, 65, 64, 62.
Gelee von Milch. Rp. Nr. 78.
Aufläufe, Puddings, Cakes, Biskuit. Rp. Nr. 66—75.

Für die Rezepte gilt jeweils Form a).

Bei Durchfallserscheinungen lediglich: Suppen wie oben,
Auflauf, Puddings wie oben.

b) Mast mit betonter Kohlenhydratzufuhr.

Beispiel:

I. Frühstück: Milchkaffee (300 ccm Milch, 4 Stück Zucker),
2 Semmeln,
30 g Butter, 15 g Marmelade,
1 Ei.

II. Frühstück: Suppe von 40 g Hafer und 40 g Butter,
1 Semmel und 20 g Butter.

Mittagessen: Keine Suppe,
Fleisch, 150 g roh gewogen,
Reis (80 g roh gewogen) mit 20 g Butter,
Gemüse: z. B. 150 g Erbsen, 10 g Mehl, 20 g Butter,
Auflauf,
Kompott 200 g.

Nachmittags: Kakao (300 ccm Milch, 30 g Kakao, 4 Stück Zucker),
2 Semmeln,
30 g Butter, 15 g Marmelade.

Abendessen: Suppe von 40 g Gerste, 40 g Butter,
Nudeln gratiniert (80 g Nudeln, 1 Ei, 30 g Butter, 10 g Käse),
Gemüse: z. B. 200 g Karotten, 10 g Butter, 10 g Mehl,
1 Semmel, 20 g Butter,
50 g Schweizerkäse,
300 ccm Milch.

Dieses Kostbeispiel enthält 515 g Kohlenhydrate, 324 g Fett und 155 g Eiweiß, insgesamt 5818 Calorien und kann nach Bedarf nach oben oder unten abgeändert werden. Die Art der Zubereitung bleibt mangels jeglicher Gewürz- usw. Beschränkung dem Einzelgeschmack überlassen.

c) **Kostaufbau nach B II.** Rezepte jeweils nach Form a).

Tag nach der Operation	I. Frühstück	II. Frühstück	Mittagessen	Nachmittags	Abendessen
1.	Rectale Flüssigkeitszufuhr				
2.	gesüßter Tee schluckweise				
3.	Tee mit 15 g Zucker 1 Cakes[1]	Schleimsuppe Rp. Nr. 1, 2, 3	Schleimsuppe Rp. Nr. do	Tee mit 15 g Zucker	Schleimsuppe Rp. Nr. do
4.	Tee mit 15 g Zucker 1 Cakes	Schleimsuppe Rp. Nr. 1, 2, 3	Schleimsuppe Rp. Nr. do	Tee mit 15 g Zucker 1 Cakes	18 Uhr Schleimsuppe Rp. Nr. do 20 Uhr Schleimsuppe Rp. Nr. do
5.	Tee mit 15 g Zucker 20 g weißes Brot oder 2 Cakes	Schleimsuppe Rp. Nr. 1, 2, 3, 4	Schleimsuppe Rp. Nr. do Brei Rz. Nr. 62	Tee mit 15 g Zucker 20 g Weißbrot oder 2 Cakes	18 Uhr Schleimsuppe Rp. Nr. do 20 Uhr Brei Rp. Nr. 63 1 Cakes
6.	Tee mit 15 g Zucker 20 g weißes Brot	Schleimsuppe Rp. Nr. 1, 2, 3, 4	Schleimsuppe Rp. Nr. do Gemüse passiert Rp. Nr. 46 Auflauf oder Pudding Rp. Nr. 66—72	Tee mit 15 g Zucker 30 g weißes Brot	Schleimsuppe Rp. Nr. do Auflauf oder Brei Rp. Nr. do Tunke Rp. Nr. 81 und 82 20 g weißes Brot
7.	Tee mit 15 g Zucker 30 g weißes Brot	Schleimsuppe Rp. Nr. 1—4 Topfen 20 g weißes Brot	Schleimsuppe Rp. Nr. do Gemüse passiert Rp. Nr. 46, 47 Beilage Rp. Nr. 37 Mehlspeise Rp. Nr. 66—72	Tee mit 15 g Zucker 30 g weißes Brot Topfen, Käse	Schleimsuppe Rp. Nr. do Beilage Rp. Nr. do Mehlspeise oder Brei Rp. Nr. do
8.	Tee mit 15 g Zucker 30 g weißes Brot 5 g Butter	Schleimsuppe Rp. Nr. 1—4 Topfen 20 g weißes Brot	Fleisch Rp. Nr. 18 Gemüse Rp. Nr. 48 Mehlspeise Rp. Nr. 66—72 Beilage Rp. Nr. 40 Kompott (Apfelbrei)	Tee mit 15 g Zucker 30 g weißes Brot 5 g Butter	Schleimsuppe Rp. Nr. do Beilage Rp. Nr. 33 Kompott (Apfelbrei) 20 g weißes Brot, Topfen
9.	Kakao mit 20 g Zucker 30 g weißes Brot 5 g Butter	Schleimsuppe Rp. Nr. 1—4 Topfen 20 g weißes Brot	Fleisch Rp. Nr. 22 Gemüse Rp. Nr. 47 Beilage Rp. Nr. 37 Kompott (Apfelbrei) Mehlspeise Rp. Nr. 66—77	Kakao mit 20 g Zucker 30 g weißes Brot 5 g Butter	Schleimsuppe Rp. Nr. do Beilage Rp. Nr. 29 Gemüse Rp. Nr. 46 30 g weißes Brot Kompott (Apfelbrei)

[1] Als Cakes sind geeignet die fettarmen, lediglich aus Mehl, Wasser und Zucker zubereiteten Cakes, die unter dem Namen „Albertcakes“ bekannt sind.

Anmerkung: Die Eigenheit der Zubereitung verlangt genauestes Befolgen der angegebenen Rezepte. Bleibt der Patient über den 9. Tag im Krankenhaus, so folgt seine weitere Ernährung den Vorschriften der Entlassungskostverordnung.

Entlassungskostverordnung nach B II.

Gemischte Kost mit 40 g Aufstrichbutter und täglich 1mal Fleisch.

Gebäck: Nur weißes Weizengebäck erlaubt als: weißes Brot, altbacken oder geröstet (gelb, nicht braun), nicht zu frische Semmeln, mürbes Gebäck, Zwieback, Cakes und lockere Kuchen.

Fleisch: Rindfleisch gekocht, Kalb und Huhn gekocht, als eingemachtes Fleisch oder gebraten. Vom Braten soll ein Stück aus der Mitte des Fleisches herausgenommen werden, ohne die Kruste des Anschnittes. Bei frisch gebratenem Fleisch, wie Schnitzel, Kotelettes, haschiertem Schnitzel soll das Fleisch mit kalter Butter und mit Wasser zugesetzt werden, ehe die Butter heiß wird; dann wird es langsam fertig gedünstet. Hirn und Bries sind erlaubt als: Hirn mit Ei, eingemachtes Hirn oder Bries oder gebraten nach obiger Vorschrift. Schweinefleisch ist gelegentlich erlaubt, wenn es aus der Mitte eines nicht zu fetten Bratens und ohne Bratentunke genommen wird. Fische sind nur gekocht erlaubt.

Verboten sind alle gebackenen, geräucherten und eingesalzenen Fleisch- und Fischspeisen mit Ausnahme von zartem *gekochtem* Schinken.

Gemüse: Mit Ausnahme von Kraut und Kohl alle Sorten erlaubt, weich gekocht und passiert, Karotten auch unpassiert. Von Trockengemüsen: grüne Erbsen und Linsen erlaubt, wenn sie 12 Stunden geweicht, 2 Stunden gekocht und dann passiert werden.

Obst: Kompott erlaubt: zunächst nur von Äpfeln, später auch von Aprikosen und Pfirsich. Ebenso sind Dörräpfel, später Dörraprikosen erlaubt, wenn sie vorher 12 Stunden eingeweicht und dann sehr weich gekocht werden. Von Rohobst: vollreife Bananen und Pfirsiche, frisch ausgepreßter Trauben- und Orangensaft.

Verteilungsbeispiel.

I. Frühstück: Tee mit Milch oder Kakao (gelegentlich auch heller Milchkaffee erlaubt),
Gebäck wie oben angegeben. Butter. Nach Wunsch 1 weiches Ei.

II. Frühstück: Dicke Suppe von Hafer, Gerste, Grünkern, Reis oder weißes Brot mit weichem Käse (z. B. Gervais, Topfen usw.).

Mittagessen: Keine Suppe,
Fleisch wie oben angegeben.
Gemüse: Spinat, Blumenkohl, Erbsen, Karotten wie oben angegeben.
Nudeln, Reis, Kartoffeln (nur gekocht oder als Brei, nicht geröstet).

Nachmittags: Wie erstes Frühstück, nur ohne Ei.

Abendessen: Dicke Suppe wie II. Frühstück, auch Kümmelsuppe oder Brotsuppe (Panadelsuppe) erlaubt.
Als Hauptspeise ein Gericht von Nudeln, Makkaroni, Reis: z. B. gratinierte Nudeln oder Schinkenfleckerln oder Reis mit geriebenem Käse oder gekochte Nudeln oder Makkaroni mit geriebenem Käse. Dazu Gemüse wie mittags.
Oder Reis- oder Grießauflauf oder Milchspeise mit gekochtem Obst wie oben angegeben. Gelegentlich auch zarten *gekochten* Schinken,
Weißbrot, Butter, weicher Käse.

Einige Rezepte werden mitgegeben[1].

Zusatz bei Stuhlträgheit: Statt Weißbrot ist Weizengrahambrot zu geben, außerdem californisches Pflaumenpüree (Rp. Nr. 88) und Schrotmehlsuppe (Rp. Nr. 14), ferner reichlich Gemüse.

d) Ulcus-Rahm-Kur.

Rezepte jeweils nach Form a).

1. Tag: 1000 Rahm (Obers).
2. Tag: 1000 Rahm, 500 Milch.
3. Tag: 1000 Rahm, 500 Milch.
4. Tag: 1000 Rahm, 500 Milch, 2 Cakes.
5. Tag: 1000 Rahm, 500 Milch, 4 Cakes.
6. Tag: 1000 Rahm, 500 Milch, 4 Cakes, 2 Schleimsuppen, Rp. Nr. 1–4.
7. Tag: 1000 Rahm, 500 Milch, 4 Cakes, 2 Schleimsuppen, 2 Milchbreie.
8. Tag: 1000 Rahm, 500 Milch, 2 Cakes, 2 Schleimsuppen, 2 Milchbreie, 40 g weißes Brot, 10 g Butter.
9. Tag: 500 Rahm, 500 Milch, 2 Cakes, 2 Schleimsuppen, Auflauf, Pudding, 60 g weißes Brot, 20 g Butter, Gemüse passiert.
10. Tag: 500 Rahm, 500 Milch, 2 Schleimsuppen, Auflauf, Pudding, 60 g weißes Brot, 20 g Butter, Gemüse passiert, Nudel.

---

[1] Auswahl erfolgt auf Wunsch des Patienten aus den Rezeptnummern Form a):
Suppen: 1— 9.
Fleischspeisen: 19—26.
Beilagen und Gemüse: 28, 29, 32, 33—35, 36, 45, 56, 57.
Mehlspeisen: 62—77, 80, 81—83.

11. Tag: 250 Rahm, 250 Milch, 2 Schleimsuppen, Auflauf, Pudding, 80 g weißes Brot, 30 g Butter, Gemüse passiert, Nudeln, Reis.

12. Tag: 250 Milch, 1 Fleischgericht haschiert Rp. Nr. 18, 80 g weißes Brot, 50 g Butter, Gemüse passiert, Nudeln, Reis, Kartoffelbrei.

Anmerkung:

Die Zufuhr der Speisen soll in 2stündlichem Intervall erfolgen.

Als Cakes sind „Albertcakes“ gedacht (s. S. 107, Fußnote).

Von Milchbreien: zunächst am besten Mondamin-, Maizenabrei, dann Übergang zu Grieß-, Tapiokabrei, zuletzt Reisbrei. Rp. Nr. 62—65.

Von Aufläufen oder Puddings: zunächst nach Rp. Nr. 66, 67; dann Rp. Nr. 68—72.

Von passierten Gemüsen: zunächst Karotten, dann Spinat, Kochsalat. Rp. Nr. 46—48.

Von Fleisch: zunächst gekochtes Huhn, eingemachtes Kalbfleisch, Bries, Hirn, zart gekochtes Rindfleisch, dann Übergang zu gebratenem Kalbfleisch, Huhn, Kalbsschnitzel, Rp. Nr. 23, haschiertem Schnitzel, Rp. Nr. 22.

e) Normale Sondenfütterung.

8 Uhr: Milchkaffee
[200 ccm Milch, 100 ccm Rahm (Obers), 20 g Zucker, Kaffee].

10 Uhr: Bouillon mit Ei
(2 Dotter, Bouillon).

12 Uhr: Hafersuppe
(20 g Hafer, 40 g Butter, 2 Dotter).

14 Uhr: 150 ccm Milch, 150 ccm Rahm
2 Dotter, 15 g Zucker.

16 Uhr: Milchkaffee
(200 ccm Milch, 100 ccm Rahm, 20 g Zucker, Kaffee).

18 Uhr: Wein mit Ei
(2 Dotter, 25 g Zucker, Wein).

20 Uhr: Gerstensuppe
(30 g Gerste, 300 ccm Bouillon, 30 g Butter, 2 Dotter).

Zwischen den Mahlzeiten Saft von 2 Orangen oder sonstiger frisch gepreßter Obstsaft mit 30 g Zucker.

(Diese Kost enthält 155 g Kohlenhydrat, 168 g Fett, 60 g Eiweiß, insgesamt 2441 Calorien.)

Zubereitung (Zusatz von Salz und Gewürz) wie für den Gesunden nach eigenem Geschmack!

f) Sondenfütterung bei Anacidität.

8 Uhr: Teemilch [200 ccm Rahm (Obers), Tee, 20 g Zucker].
10 Uhr: Hafersuppe (30 g Hafer, 1 Dotter, 20 g Butter).
12 Uhr: Mondaminbrei
(200 ccm Milch, 5 g Mondamin, 15 g Zucker, 10 g Butter).
14 Uhr: 200 ccm Rahm.
16 Uhr: Kakao (200 ccm Rahm, 20 g Zucker, 10 g Kakao).
18 Uhr: Gerstensuppe (30 g Gerste, 1 Dotter, 25 g Butter).
20 Uhr: 300 ccm Rahm.

(Diese Kost enthält *unter Wegfall von Rohmaterial und möglichster Beschränkung von Eiweiß* 158 g Kohlenhydrat, 167 g Fett, 45 g Eiweiß, insgesamt 2400 Calorien.)

g) Vereinfachte Darmprobekost.

I. Frühstück: Tee mit Milch, 3 Zwieback, 20 g Butter.
II. Frühstück: Haferschleimsuppe. Rp. Nr. 1 a).
Mittagessen: Bouillon.
haschiertes Beefsteak, grob gehackt, nicht durchgebraten,
Kartoffelbrei.
Nachmittags: Milchkakao.
3 Zwieback, 20 g Butter.
Abendessen: Haferschleimsuppe. Rp. Nr. 1 a),
2 weichgekochte Eier,
2 Zwieback, 10 g Butter.

h) Kost bei Gärungsdyspepsie.

1. Tag: Leerer Tee, schluckweise über den Tag verteilt, auf Wunsch mit Saccharin gesüßt.
2. Tag: Leerer Tee und Fleischbrühe in zweistündlichem Intervall.
3. Tag: Dasselbe, dazu mittags Fleischgelee. Rp. Nr. 27.
4. Tag: Dasselbe, dazu abends lockeres Rührei. Rp. Nr. 41.
5. Tag: Dasselbe, dazu Luftbrot, Eierstich, Rp. Nr. 12, und Beeftea, Rp. Nr. 17, in 5 Mahlzeiten.
6. Tag: Dasselbe, dazu Biskuit, Rp. Nr. 74 b, Fleischhaschee, Rp. Nr. 18 a, und Eintropfsuppe, Rp. Nr. 11 b.
7. Tag: Dasselbe, zum Tee 2 Eßlöffel Milch und 10 g Butter.
8. Tag: Dasselbe, dazu von passierten Gemüsen. Rp. Nr. 46 a, 47 a. und ausgewaschener Topfenkäse.
9. Tag: Dasselbe, dazu 40 g Weißbrot als Toast oder Zwieback, 10 g Butter und 10 g Zucker zum Tee.
Dann langsamer Übergang zur ursprünglichen Kost.

i) Kost bei Fäulnisdyspepsie

entspricht etwa dem Kostaufbau des 1. bis 5. Tages der Ernährung nach Magenresektion B II (s. S. 107); dem Fasttag folgt ein *Zuckertag*, d. h. es werden lediglich 250 g Würfelzucker mit 2stündigen Gaben von je einer kleinen Tasse Tee gereicht. Dann folgt der Weiteraufbau wie vorgesehen.

k) Kostauswahl bei gestörter Dünndarmverdauung.

Vorsicht bei Verabreichung von Getränken!

Durststillende leere Getränke sind in den ersten Tagen möglichst einzuschränken und nur in kleinsten Mengen (löffelweise) zu geben.

Dann Getränke nur *zwischen* den Mahlzeiten und in kleinen Portionen verabreichen!

Operationstag: Rectale Flüssigkeitszufuhr.

1. und 2. Tag: Gesüßter Tee oder gesüßter Wasserkakao, worin Zwieback eingebrockt wird.
Brei von Hafer, Gerste, Reis oder Grünkern (*passiert* nach Rp. Nr. 1d—4d) in kleinen Portionen und zweistündlichem Intervall.

3. Tag:
- *8 Uhr.* Wasserkakao mit Zwieback oder Albertcakes eingebrockt.
- *10 Uhr.* Reis oder Grieß als Brei in Wasser oder lichter Bouillon eingekocht Rp. Nr. 13 oder Hafer, Gerste, Reis passiert Rp. Nr. 1d—3d.
- *12 Uhr.* Hafer-Porridge Rp. Nr. 52a.
- *14 Uhr.* Passierte gekochte Kartoffel Rp. Nr. 39.
- *16 Uhr.* Wasserkakao mit Zwieback oder Albertcakes eingebrockt.
- *18 Uhr.* Hafer oder Gerste oder Reis passiert. Rp. Nr. 1d bis 3d.
- *20 Uhr.* Biskuit. Rp. Nr. 74a.

4. und 5. Tag:
- *8 Uhr.* Kakao in Milch gekocht, mit Zwieback oder Biskuit eingebrockt.
- *10 Uhr.* Dickes Eingetropftes (Einlauf) in lichter Bouillon. Rp. Nr. 11d.
  1 Scheibe weißes Brot (nicht zu frisch).
- *12 Uhr.* Frisch gemachte Nudeln (ohne Fett).
- *14 Uhr.* Hafer-Porridge. Rp. Nr. 52a.
- *16 Uhr.* Kakao in Milch gekocht mit Zwieback oder weißem Brot eingebrockt.
- *18 Uhr.* Kartoffel gekocht und passiert. Rp. Nr. 39.
- *20 Uhr.* Feine Nudeln in Bouillon, breiig. Rp. Nr. 13.
  1 Scheibe weißes Brot.

6. bis 9. Tag: I. Frühstück. Kakao in Milch gekocht.
Weißes Brot (nicht zu frisch) oder Biskuit oder Zwieback oder Cakes.

II. Frühstück. Weißes Brot mit ausgewaschenem Topfenkäse oder Hafer, Gerste, Reis, passiert, wie am 2. bis 4. Tag.

Mittagessen: Kartoffelbrei.
Reisauflauf. Rp. Nr. 68a,
mit Schok.-Tunke. Rp. Nr. 81.

Nachmittags: Wie I. Frühstück.

Abendesssen: Hafer-Porridge oder Reis oder Grieß oder Nudel oder Eingetropftes in Bouillon.
Biskuit, Vanille-Tunke. Rp. Nr. 82.

Weiterer Aufbau bis zur Entlassungsvorschrift.

I. Frühstück: Kakao oder lichter Milchkaffee.
Weißes Gebäck: feines Weißbrot oder Semmel, nicht zu frisch, Semmel am besten ausgehöhlt, mürbes Gebäck (Kipfel, Hörnchen), Zwieback, Albertcakes, Biskuit, auch in Form einfachen Teegebäckes.

II. Frühstück: Sehr lockeres Rührei. Rp. Nr. 41 oder Topfenkäse oder Nudeln, Reis, Grieß, Eingetropftes in Bouillon (breiig) und weißes Gebäck wie oben.

Mittagessen: Haschee von Kalb oder Huhn, nach zwei Tagen auch unhaschiertes Fleisch: am besten gekochtes Huhn, gekochtes zartes Rindfleisch oder Hirn, Bries, Kalb; dann Kalbsbraten oder Brathuhn. Vom Braten ein Stück aus der Mitte des Bratens, bei frisch abgebratenem Fleisch, wie Schnitzel oder haschiertem Schnitzel, soll das Fleisch mit kalter Butter zugesetzt und mit Zusatz von Wasser langsam gedünstet werden, um rasche Krustenbildung zu verhüten.
Dazu Reis, Nudeln, Spaghetti, Makkaroni, Nockerl (Spätzle). Rp. Nr. 40.
Auflauf oder Pudding oder Biskuitmehlspeise. Rp. Nr. 66 bis 75 (jeweils Form a).

Nachmittags: Wie I. Frühstück.

Abendessen: Hafer-Porridge oder Brei von Grieß, Reis, Tapioka, Mondamin in Milch
oder Auflauf, Pudding;
mit Tunken. Rp. Nr. 81, 82
oder lockeres Rührei, Kartoffelbrei, Nudeln, Reis mit geriebenem Käse, weißes Gebäck, Topfenkäse oder milder Weichkäse.

Bei Bereitung der Kost soll *Salz* weitmöglichst beschränkt, *Gewürze* gänzlich vermieden werden.

Zwei Tage nach dem *1. Fleischgenuß* kann man der Kost *passierte* Gemüse (Rp. Nr. 46a, 47a) zufügen und langsam mit Aufstrichbutter anfangen.

Nach zwei weiteren Tagen, vorausgesetzt, daß alles gut vertragen wurde, wird *passiertes Kompott*, zuerst nur von frischen und getrockneten Äpfeln, zugelegt (auf lange Frist Vorsicht!). Andere Kompotte sind noch auf längere Zeit zu vermeiden. Vor allem sei gewarnt vor Kirschen- und frischem Pflaumenkompott.

Zusatz bei *Stuhlträgheit:* passiertes Kompott von langfristig eingeweichten, getrockneten Pflaumen.

Auf lange Zeit hinaus, oft auch für immer, wird rohes oder geräuchertes Fleisch oder Fisch verboten sein.

l) Kostauswahl bei gestörter Dickdarmverdauung.

Der Kostaufbau folgt bis zum 9. Tag genau dem bei gestörter Dünndarmverdauung.

Dabei sind die leeren Getränke, die nur *zwischen* den Mahlzeiten gegeben werden dürfen, noch weitgehender zu beschränken. Man helfe sich mit fleißigem Mundspülen (Mundpflege s. S. 23).

Bei dem weiteren Kostaufbau wird man mit *Obst* und *Gemüse* 3 bis 4 Tage später beginnen (ab 12. Tag nach Operation). Zuerst *frische* Preßsäfte von Trauben, Orangen, Äpfeln, dann Übergang zu Bratapfel und Püree von getrockneten Aprikosen.

Erst nach guter Verträglichkeit des Obstes beginnt man mit *feinst passierten Gemüsen.*

Fleisch ist erst nach störungslosem Kostaufbau, nicht vor 3 Wochen nach der Operation und auch dann nur versuchweise und ganz gelegentlich, einzuführen.

Bei *Stuhlträgheit* kann man mit den Fruchtsäften etwas früher beginnen.

m) Kostauswahl nach Operation am Gallensystem.

Bei der Zubereitung von *fettarmen* Speisen ist darauf zu achten, daß nicht nur das Zusatzfett möglichst beschränkt wird, sondern auch an sich möglichst fettarmes Material verwandt wird. So wird man bei Mehlspeisen und Tunken statt des fetten Rahmes (Obers) Milch anwenden und Eigelb, fetten Käse, fettes Fleisch usw. möglichst einschränken.

Zusatz von *Salz* und *Gewürzen* ist weitmöglichst zu beschränken.

1. bis 4. Tag nach der Operation.

Operationstag:	Rectale Flüssigkeitszufuhr.
1. Tag:	Tee, schluckweise über den Tag verteilt, auf Wunsch gezuckert.
2. Tag:	Preßsäfte von frischem Obst, dünner Apfelbrei, gezuckerter Tee, Haferschleimsuppe. Rp. Nr. 1a; in kleinen Portionen und zweistündlichem Intervall.
3. Tag: 8 Uhr.	Tee mit Zucker und wenig Milch.
10 Uhr.	Haferschleimsuppe.
12 Uhr.	Dünner Apfelbrei.
14 Uhr.	Ein geschabter Apfel. Rp. Nr. 87.
16 Uhr.	Tee mit Zucker, wenig Milch. Ein Cakes oder Zwieback.
18 Uhr.	Brei von getrockneten gekochten Pflaumen. Rp. Nr. 88.
20 Uhr.	Haferschleimsuppe.
4. Tag: I. Frühstück.	Tee mit Zucker, wenig Milch. Zwei Cakes oder Zwieback oder Weißbrot.
II. Frühstück.	Haferschleimsuppe, dünner Apfelbrei.
Mittagessen:	Gerstenschleimsuppe. Rp. Nr. 3a. Spinat oder Karotten passiert. Rp. Nr. 47a, 46a. Brei von getrockneten gekochten Pflaumen oder Apfelbrei.
Nachmittags.	Tee mit wenig Milch und Zucker. Zwei Cakes oder Zwieback oder Weißbrot.
Abendessen.	Gerstenschleimsuppe. Auflauf oder Pudding. Rp. Nr. 66a, 67a, 68a.

Weiterer Kostaufbau bis zur Entlassungskostverordnung.

5. bis 7. Tag: I. Frühstück.	Tee mit wenig Milch und Zucker. Weizengrahambrot, Cakes, Zwieback oder Weißbrot, Marmelade.
II. Frühstück.	Gekochtes Obst (Apfelbrei) oder Haferschleimsuppe.
Mittagessen.	Keine Suppe. Von passierten Gemüsen Rp. Nr. 46a, 47a, 48a. Kartoffel (gekocht oder als Brei oder in der Schale gebacken. Rp Nr. 37a, 38, 39); statt dessen auch Nudeln oder Reis.

Süßspeisen: Rp. Nr. 66—75 (jeweils Form a).
Als Zugabe nur verdünnter Himbeersaft erlaubt.
Keine Cremes oder Schlagsahne!

Nachmittags. Wie I. Frühstück.

Abendessen. Haferschleimsuppe.
Auflauf von Reis, Grieß, Nudel, Tapioka.
Apfelbrei oder Brei von getrockneten geweichten Pflaumen.
Gebäck wie I. Frühstück, magerer Topfenkäse.

8. bis 10. Tag: Gleichzeitig *Entlassungskostverordnung.* (Unter Voraussetzung normaler Magen-Salzsäureverhältnisse.)

I. Frühstück. Tee mit Milch und Zucker. (Nach weiteren 8 Tagen auch heller Milchkaffee.)
Ein weiches Ei.
Weizengrahambrot, Semmel, Hausbrot, mürbes Gebäck (fettarm, daher kein Buttergebackenes). Marmelade.
Nach 8 Tagen Zulage von 5 g Butter.

II. Frühstück. Gekochtes Obst. (Keine Kirschen und frischen Pflaumen.)
Oder eine rohe Banane oder Orange oder Haferschleimsuppe.

Mittagessen. Keine Suppe.
Mageres Stück von gekochtem Huhn, Kalb oder zartem Rindfleisch.
Gemüse mager zubereitet. (Kohl und Kraut vorläufig vermeiden.)
Süßspeise: Auflauf, Pudding, Fruchtgelee, rote Grütze (Rp. Nr. 85), Obstkuchen (mit nicht zu fetten Teigunterlagen).
Gekochtes Obst wie II. Frühstück.

Nachmittags. Wie I. Frühstück, ohne Ei.

Abendessen. Mageres kaltes Fleisch von Kalb oder Huhn.
Nach 8 Tagen Zulage von magerem, zartem, gekochtem Schinken.

Oder warmes Fleisch wie mittags. (Auch gekochter Fisch.)
Oder eine Speise von Reis, Nudeln, Makkaroni, Spätzle, Nockerl mit geriebenem Käse als Auflauf oder mit gekochtem Obst, nicht zu fett zubereitet.
Gebäck wie I. Frühstück. Magerer Käse.
Gekochtes Obst wie II. Frühstück.

Zulage von gebratenem Fleisch (Kalb, Huhn, Rind) ohne sichtbares Fett ist ohne fette Bratentunke 14 Tage nach Operation erlaubt.

Für längere Zeit noch *verboten*: alle fetten Tunken und Mayonnaise, fettes Schweinefleisch, fetter Schinken, fette Wurst und in Fett ausgebackene Fleisch-, Fisch- oder Mehlspeisen.

Zusatz bei *Stuhlträgheit:* Statt Weißbrot usw. ist nur Weizengrahambrot in einer Menge von 200 g über den Tag verteilt zu geben. Ferner 6—8 getrocknete Pflaumen, die geweicht, aber nicht gekocht werden.

n) Fett- und salzarme Kost (modifizierte Bantingkost).

Bei der Zubereitung ist *Salz* und *Fett* weitmöglichst zu *beschränken.* Auswahl fettarmer Nahrungsmittel.

Verbot jeglicher Räucherware und in Salz eingelegter Nahrungsmittel.

I. Grundkost.

a) Normale Durchführung.

I. Frühstück: Tee mit Citrone oder wenig Milch oder Kaffee mit wenig Milch.
Eine dünne Scheibe Haus- oder Schwarz- oder Grahambrot.
5 g Butter, ein Ei ohne Salz oder mageres kaltes Fleisch (s. bei Mittagessen).

II. Frühstück: Obst.

Mittagessen: Keine Suppe.
Fleisch: Rind, Kalb, Huhn gekocht oder gebraten. Vom Braten ein Stück aus der Mitte heraus. Alles sichtbare Fett wegschneiden; keine fetten Tunken, kein fettes Schweinefleisch, keine Wurstsachen, keine gebackenen, geräucherten, eingesalzenen Fleisch- oder Fischspeisen; Fisch nur gekocht.
Gemüse: außer Sauerkraut alle Arten, mager zubereitet.
Salate jeder Art mit wenig Öl und wenig Salz zubereitet. Essig, Senf, Pfeffer, Kümmel, Zwiebel, Gewürzkräuter erlaubt. Keine Salz- oder Pfeffergurken.
Obst gekocht oder roh.
Ein- bis zweimal wöchentlich normale Süßspeise.

Nachmittags: Wie I. Frühstück, ohne Ei und Fleisch.

Abendessen: Kaltes mageres Fleisch oder warmes Fleisch oder Fisch wie mittags oder
zwei Eier ohne Salz.
Gemüse und Salate wie mittags.
Eine dünne Scheibe Schwarz- oder Haus- oder Grahambrot, magerer Käse (ausgewaschener Topfen).
Obst, roh oder gekocht.

b) Zur Durchführung bei „Schwerkranken", deren Allgemeinzustand auch zur Schonung des Verdauungstraktes verpflichtet, falls nicht die Grundkrankheit spezielle Kostdurchführung erheischt.

I. Frühstück: Tee mit wenig Milch, auf Wunsch gezuckert.
Cakes, Zwieback, $^1/_2$ Semmel oder eine Scheibe Weißbrot.
5 g Butter, ein Ei ohne Salz.

II. Frühstück: Gekochtes oder passiertes Obst oder
eine Scheibe Weißbrot mit ausgewaschenem Topfenkäse.

Mittagessen: Keine Suppe.
Gekochtes zartes Rindfleisch oder Kalb
oder Huhn oder Fleischhaschee. Rp. Nr. 18a
oder gekochter Flußfisch.
Gemüse passiert. Rp. Nr. 46a, 47a, 48a.
Gekochtes passiertes Obst.
Ein- bis zweimal wöchentlich leichte Süßspeise, Auflauf oder Pudding. Rp. Nr. 66—75 (jeweils Form a).

Nachmittags: Wie I. Frühstück, ohne Ei.

Abendessen: Zwei Eier weich gekocht oder als lockeres Rührei oder Gemüse wie mittags oder Milchspeise oder Auflauf mit Kompott.
Gekochtes und passiertes Obst.
Eine dünne Scheibe Weißbrot, Topfenkäse.

c) Bei Diabetes siehe salzarme proteinreiche Magerkost (nach Art einer Diabetiker-Bantingkost). Siehe S. 122 I. b.

II. Entwässerungstag (Reis-Obst-Tag).

a) Normale Durchführung.

I. Frühstück: Tee mit Citrone oder Weinbrand.
Obst roh oder (besonders im Winter) als heißer Bratapfel oder Kompott und eine kleine Portion Reis in Milch gekocht (etwa 25 g Reis roh gewogen). Rp. Nr. 53.

II. Frühstück: Rohes Obst jeder Art.

Mittagessen: Eine kleine Portion Reis in Wasser gekocht (ohne Salz und Fett), Rp. Nr. 54, dazu Tomatentunke ohne Salz und Fett. Rp. Nr. 58a. Rohe Tomaten passiert und mit Wasser aufgegossen oder Tomatenmark mit Wasser aufgegossen; Zucker als Zusatz erlaubt. Gemüse aller Art, außer Sauerkraut und Salzgurke, am besten in Dampf gekocht, ohne Salz und ohne Fett zubereitet (s. S. 103). Als Geschmackskorrigens kann man Kräuter, wie Petersilie, Majoran, Thymian, Kerbel, oder Gewürze, wie Kümmel, Paprika, Pfeffer in kleinen Mengen dazugeben. Zu allen Sorten Kraut ist auch Wein als Geschmackskorrigens anwendbar.
Salate ohne Salz mit sehr wenig Öl angemacht; Essig, Pfeffer, Kümmel, Zwiebel, Gewürzkräuter erlaubt.
Obst roh oder als Obstsalat angemacht.
Eine Tasse Mokka.

Nachmittags: Tee mit Citrone oder Weinbrand.
Obst.

Abendessen: Wie mittags, auch ohne Gemüse und Salat.
Eine Tasse Tee.

NB. Der Reis kann auch mit Milch anstatt mit Wasser gekocht werden.
Statt Mokka kann auch Tee gegeben werden.

b) Bei Fieber oder akuten und chronischen Erkrankungen des Verdauungstraktes.

Obst nur in gekochtem Zustand, roh nur geschabt (Rp. Nr. 87) oder als frisch ausgepreßter Saft, z. B. von Trauben, Orangen oder Himbeeren.
Salate und Gemüse fallen weg.
Reis als Milchreis.

I. Frühstück: Tee mit Citrone oder etwas Milch. Ein schaumiger Bratapfel und eine kleine Portion Milchreis (25 g roh gewogen). Rp. Nr. 53.

II. Frühstück: Kompott oder ein Glas Orangenlimonade oder ein geschabter Apfel. Rp. Nr. 87.

Mittagessen: Kleine Portion Milchreis und Kompott oder ein Bratapfel, dazu eine kleine Tasse Tee oder Mokka.

Nachmittags: Tee mit Citrone oder Milch.
Kompott. Ein Cakes (Albertcakes) oder eine kleine Scheibe Biskuit. Rp. Nr. 74a.

Abendessen: Wie mittags, ohne Tee oder Kaffee.

c) Bei Diabetes siehe Diabetiker-Reis-Obst-Tag S. 123 III.

o) Diabetesdiät.

Siehe Diabetikerrezepte und Kochanweisung (S. 149) und Form c der Rezepte.

1. Kohlenhydratzulagen. Die ärztliche Verordnung, aus der sich die über den ganzen Tag verteilte Kohlenhydratmenge ergibt, muß peinlichst genau durchgeführt werden. Dabei ist darauf zu achten, daß der Patient nicht nur die Gesamtmenge der vorgeschriebenen Kohlenhydratzulagen erhält, sondern daß auch die zeitliche Verteilung eingehalten wird. Wird z. B. die vorgeschriebene Menge von 100 g Weißbrot auf 5 Portionen à 20 g verteilt, so muß die Küche entsprechend der Essenseinteilung zum

I. Frühstück
II. Frühstück
Mittagessen
Nachmittags
Abendessen

} je 20 g Weißbrot liefern.

Bei der Beschreibung der Kostdurchführung ist der Einfachheit halber als Kohlenhydrat „Weißbrot" eingesetzt. Selbstverständlich lassen sich auch gleichwertige Mengen anderer Kohlenhydratträger einsetzen, und zwar gelten als 20 g Weißbrot = 1 W(eiß)-B(rot)-E(inheit) = 1 WBE als Vergleichsgrundlage.

1 WBE kann gegeben werden in Form von:

20 g Weißbrot
1 dünnen Scheibe Hausbrot (25 g)
1 halben Semmel (20 g)
oder in Form von Obst.

1 WBE Zulage in Obst ist:

1 Apfel mittelgroß	150 g
1 Birne „	150 g
2 Pfirsiche „	150 g
3 Marillen „	180 g
2 Orangen	220 g
1 große Scheibe Wassermelone	250 g
1 dünne Scheibe Ananas	120 g
1 Teller Himbeeren	340 g
1 Teller Ribiseln	200 g
1 Tellerchen Brombeeren	220 g
1 „ Stachelbeeren, *reif*	150 g
1 „ Erdbeeren	200 g
1 „ saure Kirschen (Weichseln)	160 g

1 WBE Zulage in Zerealien ist:

Siehe Diabetikerrezepte und Kochanweisung (S. 149) und Form c der Rezepte.

2 Eßlöffel		Kartoffelspeise jeder Art	60 g
1 großer Eßlöffel		fertig gekochter Reis	50 g
$1^1/_2$ große	„	fertig gekochter Nudeln oder Spaghetti oder Makkaroni . .	55 g
2 große	„	fertig gekochter Nockerln, Spätzle	50 g

Selbstverständlich bedingt der jeweilige Zustand des Patienten die Auswahl der Kohlenhydratzulagen.

Möglichste Abwechslung der Kohlenhydratzulagen erleichtert die Kostdurchführung beim Diabetiker und ermöglicht Annäherung an die Normalkost.

2. Kohlenhydratfreie Grundkost. Die kohlenhydratfreie Grundkost setzt sich zusammen aus Material, das entweder völlig kohlenhydratfrei ist oder nur so geringe Gewichtsmengen von Kohlenhydrat enthält, daß sie praktisch vernachlässigt werden können. Unter diesem Gesichtspunkt sind von Gemüsen erlaubt:

Kohl, Kraut, Spargel, Blumenkohl (Karfiol), Sellerie, Rosenkohl (Sprossen), Spinat, Sauerkraut, grüne Fisolen, gelbe Spargelbohnen, Tomaten (Paradeis), Kürbiskraut, Paprika, Häuptelsalat, Gurkensalat, Salzgurken, Radieschen, Rettich.

Bei ihrer Verarbeitung ist die Küche streng anzuweisen, *Mehl* und *Zucker* völlig auszuschalten. Dies stört den allgemeinen Küchenbetrieb wenig, wenn man die für den Diabetiker bestimmten Portionen vor dem Fertigmachen sondert, bevor z. B. Bratensaft, Gemüse usw. für die Allgemeinheit mit Mehl und Zucker versetzt werden.

3. Schalttage. Schalttage verlangen *Durchführung* und Materialauswahl *genau entsprechend* der *Vorschrift*. Bei ihnen ist Anpassung an ein Normalmenü unmöglich, jedoch ist ihre Durchführung so einfach, daß keine Mehrbelastung für die Küche entsteht.

4. Süßstoff. Der Süßstoff (Saccharin, Krystallose, Kandisette usw.) läßt sich am besten in gesättigter Lösung verwenden. Das Mitkochen von Saccharin ist möglichst zu vermeiden und es ist erst den erkalteten Speisen zuzutropfen. Es empfiehlt sich, das Süßen dem Patienten selbst zu überlassen und ihm eine gesättigte Saccharinlösung zur Verfügung zu stellen. Ganz allgemein gilt die Tatsache, daß der Geschmack des Diabetikers sich des Süßen fast gänzlich entwöhnt hat und er deshalb eine nach dem Geschmack des Nichtdiabetikers gesüßte Speise als zu süß empfindet.

Siehe Diabetikerrezepte und Kochanweisung (S. 149) und Form c der Rezepte.

5. Kostformen. *I. Kohlenhydratfreie Grundkost* (proteinreiche Magerkost).

Kohlenhydratzulagen: 5 mal 20 g Weißbrot.
Aufstrichbutter 20 g.

a) Normale Durchführung.

I. Frühstück: Bohnenkaffee mit 2 Eßlöffel Milch.
10 g Butter.
20 g Weißbrot (oder $^1/_2$ Semmel).

II. Frühstück: Klare Fleischbrühe, 1 Ei oder kaltes Fleisch oder Käse.
20 g Weißbrot.

Mittagessen: Klare Fleischbrühe.
Fleisch oder Fisch jeder Art in beliebiger Menge, mager, und mager zubereitet.
Gemüse: Kohl, Kraut, Spinat, grüne Bohnen, Spargel, Tomaten, Blumenkohl, Sauerkraut, Kochsalat.
Salate: Gurken, Tomaten, Kopfsalat, Gemüsesalate.
Magerer Käse.
20 g Weißbrot.

Nachmittags: Wie I. Frühstück.
20 g Weißbrot.

Abendessen: Fleisch oder Fisch, warm oder kalt, Schinken, mehlfreie Wurst oder 2 Eier.
Gemüse und Salate wie mittags. Magerer Käse (Topfenkäse).
20 g Weißbrot.

b) Salzarm (Diab. Banting-Kost bei Entwässerung.).

I. Frühstück: Tee mit 1 Eßlöffel Milch.
5 g Butter.
20 g Weißbrot (oder $^1/_2$ Semmel).

II. Frühstück: 1 Ei ohne Salz
oder ausgewaschener Topfenkäse.
20 g Weißbrot.

Mittagessen: Keine Suppe.
Fleisch wie bei normaler Banting-Kost (s. S. 117).
Gemüse wie bei a), ohne Sauerkraut.
20 g Weißbrot.

Nachmittags: Wie I. Frühstück.
20 g Weißbrot.

Abendessen: Wie mittags. Topfenkäse.
20 g Weißbrot.

c) bei Magensalzsäuremangel.

Siehe Diabetikerrezepte und Kochanweisung (S. 149) und Form c der Rezepte.

I. Frühstück: Tee mit 2 Eßlöffel Milch.
10 g Butter.
20 g Weißbrot.

II. Frühstück: 1 weiches Ei.
20 g Weißbrot.

Mittagessen: Keine Suppe, Fleisch haschiert. Rp. Nr. 22c.
Von passierten Gemüsen: Spinat, Kochsalat, Blumenkohl.
20 g Weißbrot.

Nachmittags: Wie I. Frühstück.
20 g Weißbrot.

Abendessen: 2 Rühreier nach Rp. Nr. 41.
Gekochtes oder haschiertes Fleisch und passierte Gemüse wie mittags.
Topfenkäse.
20 g Weißbrot oder lediglich 20 g Grieß oder Reis als Auflauf nach Rp. Nr. 93, 94.

II. Karenztag.

Patient erhält nur Flüssigkeit, abwechselnd nach Wunsch über den ganzen Tag in zweistündlichen Intervallen verteilt:

Tee mit Citrone oder Weinbrand oder
Bohnenkaffee oder
klare Fleischbrühe.
200 ccm Weinbrand Gesamtmenge (bei starker Acetonurie).

III. Diabetiker-Reis-Obst-Tag (salz- und fettlos). a) normale Durchführung (gleichzeitig Entwässerungstag).

I. Frühstück: Bohnenkaffee mit 2 Eßlöffel Milch.
25 g Reis in Milch. Rp. Nr. 53.
1 großer Bratapfel oder roher Apfel mittelgroß.

II. Frühstück: *1 mittelgroßer Apfel* oder 2 Orangen oder 1 Banane.

Mittagessen: *25 g Reis in Milch.*
1 großer Bratapfel oder 1 mittelgroßer roher Apfel oder 2 Orangen oder 1 Banane.

Nachmittags: Bohnenkaffee mit 2 Eßlöffel Milch.
1 mittelgroßer Apfel.

Abendessen: Genau wie Mittagessen.

Siehe Diabetikerrezepte und Kochanweisung (S. 149) und Form c der Rezepte.

b) Ohne Rohmaterialien.

Obst nur als Kompott gegeben, sonst Durchführung wie bei a).

c) Erweiterung.

Bei 2—3 aufeinanderfolgenden Reis-Obst-Tagen gibt man vom 2. Tage an zum I. Frühstück und zum Mittag- und Abendessen je ein weich gekochtes Ei *ohne Salz.*

IV. Hafertag. a) Normale Durchführung.

5 Hafersuppen von je 30 g Hafer *ohne Fett.* Rp. Nr. 1c.
2—3mal guten schwarzen Bohnenkaffee.
100—150 ccm Weinbrand.
Die Suppen werden auf 5 Mahlzeiten verteilt.

b) Erweiterung.

Wird die Kost länger als 2 Tage durchgeführt, so gibt man vom 2. Tage an zum I. Frühstück und zum Mittagessen je 1 weiches Ei.

V. Gemüse-Eier-Tag. a) Normale Durchführung.

I. Frühstück: Bohnenkaffee mit 2 Eßlöffel Milch.
Luftbrot, Butter, 1 Ei.
II. Frühstück: Klare Fleischbrühe.
Mittagessen: Klare Fleischbrühe.
2 Eier gekocht oder als Spiegel- oder Rühreier.
Gemüse.
Salate.
Nachmittags: Bohnenkaffee mit 2 Eßlöffel Milch.
Luftbrot, Butter.
Abendessen: Genau wie Mittagessen.

b) bei Magen- und Darmstörungen.

Die Durchführung wie oben mit folgenden Änderungen:
Anstatt Kaffee Tee.
Anstatt der Gemüse nur passierte Gemüse.
Keinen Salat.

VI. 1. bis 6. Tag nach Operation am Verdauungstrakt für Diabetiker.

Operationstag: Rectale Flüssigkeitszufuhr.

1. Tag: nach Operation. Tee schluckweise über den Tag verteilt, in dem *30 g* Zucker untergebracht werden müssen.

2. Tag: „ „ 3mal Tee mit *je 5 g Zucker.*
3mal Schleimsuppe von *je 30 g Hafer.*
Rp. Nr. 1c.

3. Tag:	8 Uhr.	Tee mit *10 g Zucker.*
	10 „	Schleimsuppe von *30 g Gerste.* Rp. Nr. 3c oder Gelee von *2 Orangen.* Rp. Nr. 90.
	12 „	Schleimsuppe von *30 g Hafer.*
	14 „	Gelee von *2 Orangen* oder Gelee von *250 ccm Milch.* Rp. Nr. 89.
	16 „	Tee mit *10 g Zucker.*
	18 „	Schleimsuppe von *30 g Hafer.*
	20 „	Schleimsuppe von *30 g Hafer.*
4. bis 5. Tag:		
	8 Uhr.	Tee mit 1 Eßlöffel Milch und *10 g Zucker.*
	10 „	Gelee von *250 ccm Milch.*
	12 „	Schleimsuppe von *30 g Hafer.*
	14 „	Gelee von *2 Orangen* oder Schleimsuppe von *30 g Gerste.*
	16 „	Tee mit 1 Eßlöffel Milch und *10 g Zucker.*
	18 „	Gelee von *250 ccm Milch.*
	20 „	Schleimsuppe von *30 g Hafer.*
6. Tag:	I. Frühstück.	Tee mit 1 Eßlöffel Milch, *20 g Weißbrot.*
	II. Frühstück.	Hafersuppe von *25 g Hafer* mit 1 Eigelb.
	Mittags.	*25 g Grieß* in Milch ohne Zucker gekocht.
	Nachmittags.	Tee mit 1 Eßlöffel Milch, *20 g Weißbrot.*
	Abends.	Hafersuppe von *25 g Hafer* mit 1 Eigelb. Gelee von *250 ccm Milch.*

Siehe Diabetikerrezepte und Kochanweisung (S. 149) und Form c der Rezepte.

Ab 7. Tag langsamer Übergang zur proteinreichen Magerkost Form c, mit Schalttagen, jeweils Form b.

4. Rezeptsammlung.

Die Rezepte entstammen der Diätküche der Sonderabteilung für Stoffwechselkrankheiten, Ernährungsstörungen und diätetische Heilmethoden (Geheimrat C. v. Noorden) und wurden in dieser Form zusammengestellt von der Leiterin der Diätküche und -schule: Oberschwester Gerta Erna Wendt.

I. Suppen.

1. Haferschleimsuppe.

a) Haferflocken oder
Grütze . . . . 35 g
Wasser . . . . $^1/_2$ l
Salz

Die Haferflocken oder Grütze werden über Nacht in $^1/_2$ l Wasser geweicht, am Morgen mit dem Weichwasser zugesetzt und 2 Stunden am Herdrand oder im Wasserbad gekocht. Die Masse wird durch ein

Haarsieb und dann durch ein Spitzsieb passiert, gesalzen und mit etwas heißem Wasser noch einmal aufgekocht.

b) Die Suppe kann kurz vor dem Anrichten mit 30—60 g Butter angereichert und mit 1 Dotter legiert werden.

c) *Diabetiker:* Die Menge des Hafers ist nach Verordnung zu bemessen. Sonstige Zubereitung wie unter a).

d) 50 g Hafer mit gleicher Flüssigkeitsmenge gekocht, sonst zubereitet wie unter a).

2. Reisschleimsuppe.

a) Reis . . . . 35 g
Wasser . . . . $^1/_2$ l
Salz

Der Reis wird über Nacht in $^1/_2$ l Wasser geweicht, am Morgen mit dem Weichwasser zugesetzt und 2 Stunden am Herdrand oder im Wasserbad gekocht. Die Masse wird durch ein Haarsieb und dann durch ein Spitzsieb passiert, gesalzen und mit etwas heißem Wasser noch einmal aufgekocht.

b) Die Suppe kann kurz vor dem Anrichten mit 30—60 g Butter angereichert und mit 1 Dotter legiert werden.

c) *Diabetiker:* Die Menge des Reis ist nach Verordnung zu bemessen. Sonstige Zubereitung wie unter a).

d) 50 g Reis mit gleicher Flüssigkeitsmenge gekocht, sonst zubereitet wie unter a).

3. Gerstenschleimsuppe.

a) Rollgerste . . . . . . 35 g
Wasser . . . . $^1/_2$ l
Salz

Die Rollgerste wird über Nacht in $^1/_2$ l Wasser geweicht, am Morgen mit dem Weichwasser zugesetzt und 3 Stunden am Herdrand oder im Wasserbad gekocht. Die Masse wird durch ein Haarsieb und dann durch ein Spitzsieb passiert, gesalzen und mit etwas heißem Wasser noch einmal aufgekocht.

b) Die Suppe kann kurz vor dem Anrichten mit 30—60 g Butter angereichert und mit 1 Dotter legiert werden.

c) *Diabetiker:* Die Menge der Rollgerste ist nach Verordnung zu bemessen. Sonstige Zubereitung wie unter a).

d) 50 g Rollgerste mit gleicher Flüssigkeitsmenge gekocht, sonst zubereitet wie unter a).

4. Grünkernsuppe.

a) Grünkerngrütze . . . . 35 g
Wasser . . . . $^1/_2$ l
Salz

Die Grünkerngrütze wird über Nacht in $^1/_2$ l Wasser geweicht, am Morgen mit dem Weichwasser zugesetzt und 2 Stunden am Herdrand oder im Wasserbad gekocht. Die Masse wird durch ein Haarsieb und dann durch ein Spitzsieb passiert, gesalzen und mit etwas heißem Wasser noch einmal aufgekocht.

b) Die Suppe kann kurz vor dem Anrichten mit 30—60 g Butter angereichert und mit 1 Dotter legiert werden.

c) *Diabetiker:* Die Menge der Grünkerngrütze ist nach Verordnung zu bemessen. Sonstige Zubereitung wie unter a).

d) 50 g Grünkerngrütze mit gleicher Flüssigkeitsmenge gekocht, sonst zubereitet wie unter a).

5. Kümmelsuppe.

a) Mehl . . . . 20 g
Butter . . . . 5 g
Wasser . . . . $^3/_{10}$ l
Kümmel
Salz

Aus Butter und Mehl wird eine dunkle Einbrenne gemacht, mit heißem Wasser aufgegossen, Kümmel dazu gegeben und 10 Minuten gekocht.

b) Die Suppe kann kurz vor dem Anrichten mit 30—60 g Butter angereichert werden.

6. Panadlsuppe, Brotsuppe.

Semmel . . . . $^1/_2$ Stück
Butter . . . . 3 g
Ei . . . . $^1/_2$ Stück
Wasser oder Bouillon
Salz

Die Semmel wird blätterig geschnitten, in Butter angeröstet, mit Wasser oder Bouillon aufgegossen und gut verquirlt. Nach dem Salzen wird das Ei versprudelt.

7. Kartoffelbreisuppe.

a) Kartoffel . . . . 200 g
Milch . . . . 150 ccm
Salz

Kartoffeln werden in der Schale gekocht, geschält und noch warm durch ein feines Drahtsieb passiert, mit kochender Milch verrührt, gesalzen und aufgekocht.

b) Die Suppe kann kurz vor dem Anrichten mit 30—60 g Butter angereichert werden.

8. Grüne Erbsenbreisuppe.

a) Getrocknete grüne Erbsen . . . . 60 g
Butter . . . . 5 g
Mehl . . . . 5 g
Wasser
Salz

Die Erbsen werden am Abend in $^3/_4$ l Wasser geweicht, am Morgen mit dem Weichwasser aufgekocht und langsam am Herdrand oder im Wasserbad 3 Stunden weichgekocht. Aus Butter und Mehl wird eine Einbrenn gemacht. Der Erbsenbrei wird passiert, der Einbrenn zugesetzt, mit heißem Wasser aufgefüllt und 10 Minuten gekocht.

b) Diese Suppe kann mit Butter angereichert werden (Mastzweck), indem man kurz vor dem Anrichten 30—60 g Butter zusetzt.

9. Linsenbreisuppe.

a) Linsen . . . . 60 g
Butter . . . . 5 g
Mehl . . . . 5 g
Wasser . . . . $^3/_4$ l
Salz

Die Linsen werden am Abend in $^3/_4$ l Wasser geweicht, am Morgen im Weichwasser aufgekocht und langsam am Herd oder im Wasserbad 3 Stunden weichgekocht. Aus Butter und Mehl wird eine Einbrenn gemacht. Der Linsenbrei wird passiert, der Einbrenn zugesetzt, mit heißem Wasser aufgefüllt und 10 Minuten gekocht.

b) Diese Suppe kann mit Butter angereichert werden (Mastzweck), indem man kurz vor dem Anrichten 30—60 g Butter zusetzt.

10. Kalbspüreesuppe.

Kalbfleisch . . . . . . 100 g
Butter . . . . 10 g
Mehl . . . . 10 g
Karotte . . . . 1 Stück
Selleriewurzel

Das Kalbfleisch wird würfelig geschnitten, mit 1 Karotte und etwas Selleriewürfeln gekocht. Aus Butter und Mehl wird eine lichte Einbrenn gemacht, die man mit der Suppe aufgießt. Das Fleisch wird fein gewiegt dazugegeben und das Ganze dann durch ein feines Haarsieb gestrichen. Mit Salz und wenig Muskatnuß abschmecken.

11. Eintropfsuppe.

a) Ei . . . . $^1/_2$ Stück
Mehl . . . . 10 g
Bouillon . . . . $^3/_{10}$ l
Salz

Das Ei wird mit dem Mehl glatt verrührt und in die kochende Bouillon eingetropft.

b) (kohlenhydratfrei)
Eierklar . . . . 2 Stück
Eidotter . . . . 1 Stück
Bouillon . . . . $^3/_{10}$ l
Salz

Eiweiß und Dotter werden mit Salz gut versprudelt und in die kochende Bouillon schnell eingetropft.

c) *Diabetiker:* Zubereitung wie unter b).

d) Ei . . . . 1 Stück
Mehl . . . . 20 g
Bouillon . . . . $^3/_{10}$ l
Salz

Zubereitung wie unter a).

12. Eierstich.

Eier . . . . 2 Stück
Bouillon . . . . $^1/_{10}$ l
Muskatnuß
Salz

Die Eier werden mit Bouillon, Muskatnuß und Salz gut versprudelt, in eine befettete Form gegeben, im Wasserbad bis zum Stocken gekocht und würfelig geschnitten.

13. Feine Nudeln, Reis oder Grieß in Bouillon, breiig.

40 g feine Nudeln, Reis oder Grieß werden in $^3/_{10}$ l heller Fleischbrühe eingekocht.

14. Schrotmehlsuppe.

Schrotmehl . . . . 30 g
Milch . . . . $^2/_{10}$ l
Wasser . . . . $^2/_{10}$ l
Kümmel . . . . 5 g
Salz

Das Schrotmehl (feinste Sorte) wird mit Milch oder Wasser zusammen eine halbe Stunde gekocht. Den Kümmel läßt man in einem Leinensäckchen mitkochen.

15. Linsensuppe.

Linsen	80 g
Wurzelwerk (Sellerie, Petersilie, Karotten) . .	30 g
Schweinefleisch roh oder geräuchert	100 g
Fleischbrühe	
Salz	

Die Linsen werden über Nacht in 1 l Wasser geweicht, am Morgen mit dem Weichwasser, dem Fleisch und dem kleinwürfelig geschnittenen Wurzelwerk zugesetzt und 2 Stunden gekocht. Dann wird die halbe Masse passiert, mit der anderen Hälfte zusammen noch einmal aufgekocht und, wenn nötig, mit etwas Fleischbrühe oder Wasser verdünnt. Vor dem Anrichten wird das Fleisch würfelig geschnitten.

16. Nestlesuppe.

Nestles Mehl	50 g
Wasser	$^{3}/_{10}$ l

Nestles Mehl wird mit kaltem Wasser verrührt und am Herd unter stetem Rühren bis zum Aufwallen gebracht und gekocht.

17. Beef tea, Fleischtee.

Rindfleisch mager . . . 300 g

Rindfleisch wird würfelig geschnitten, mit wenig Wasser in einer fest verschlossenen Flasche 3—4 Stunden im Wasser schwimmend gekocht, dann der Inhalt durch ein grobes Sieb gegeben.

II. Fleischspeisen.

18. Fleischhaschee.

a)	Kalbfleisch	100 g
	Schleimsuppe	2 Eßlöffel
	Karotte	$^{1}/_{2}$ Stück
	Salz	
	Muskatnuß	
	Citrone	

Das Fleisch wird mit einer halben Karotte in wenig Wasser weichgekocht (Fleisch in das *kochende* Wasser geben). Mit einem Wiegemesser wird das Fleisch sehr *fein* gewiegt, mit 2 Eßlöffel Schleimsuppe aufgekocht und mit etwas Muskatnuß und einigen Tropfen Citronensaft abgeschmeckt.

b) Bei erlaubter Fettzufuhr kann dasselbe Rezept mit 10—30 g Butter und 1 Eidotter gemacht werden.

19. Hascheepudding.

a) Kalbfleisch . . . . 100 g
Mehl . . . . 10 g
Butter . . . . 5 g
Ei . . . . 1/2 Stück
Milch . . . . 1 Eßlöffel
Fleischbrühe . . . . . 1 Eßlöffel
Salz

Aus dem Kalbfleisch wird Haschee gemacht (s. Rp. Nr. 18). Aus Mehl, Butter, *heißer* Milch und *heißer* Fleischbrühe wird ein Beschamel gemacht, das Eigelb und Haschee dazugegeben, zum Schluß der Schnee daruntergezogen und in Puddingform gefüllt. Der Pudding wird im Dunst 30 Minuten gekocht.

20. Hascheedalken.

Mehl . . . . 20 g
Rahm (sauer) . . . . . 2 Eßlöffel
Dotter . . . . 1/2 Stück
Eiweiß . . . . 1/2 Stück
Salz

Mehl, Rahm, Dotter, Salz werden gut verrührt, der Schnee wird daruntergemischt. In Spiegeleierpfanne läßt man wenig Butter warm (nicht heiß) werden, gibt je 1 Eßlöffel von dem Teig in die Vertiefungen, bäckt die Dalken hell auf beiden Seiten und setzt sie mit Haschee zusammen. Haschee s. Rp. Nr. 18. Von dieser Masse genügt für die Dalken 1/3 der Menge.

21. Hascheepalatschinken (Pfannkuchen).

Haschee: Kalbfleisch . . 50 g
Palatschinken: Mehl . . 30 g
Milch . . . . 1/10 l
Ei . . . . 1/2 Stück
Salz

Aus Mehl, Milch, Ei und Salz wird ein Palatschinkenteig gemacht, woraus in nicht zu heißer Butter 2 Palatschinken gebacken werden. Aus dem Kalbfleisch wird ein Haschee gemacht (s. Rp. Nr. 18) und die Palatschinken damit gefüllt.

Die gefüllten Palatschinken werden auf eine Pfanne gegeben, mit etwas Fleischbrühe übergossen und im Rohr gedünstet.

22. Haschiertes Schnitzel.

a) Kalbfleisch . . . . . . 100 g
Butter . . . . 4 g
Weißbrot (eingeweicht) 8 g
Brösel . . . . 8 g
Ei . . . . 1/3 Stück
Salz

Das Kalbfleisch wird haschiert, mit den anderen Zutaten vermengt, ein Schnitzel geformt und mit kalter Butter zugesetzt. Man gießt bald heißes Wasser dazu und läßt das Schnitzel langsam ohne Kruste dämpfen.

b) Bei normalen Salzsäureverhältnissen kann das Schnitzel schnell und scharf mit mehr Butter abgebraten werden.

c) *Diabetiker:* Das haschierte Fleisch wird mit $^1/_2$ Ei und Salz, ohne sonstige Zutaten, gemischt. Weitere Zubereitung kann wie unter a) oder b) erfolgen.

23. Schnitzel.

a) Kalbfleisch . . . . . . 150 g
Butter zum Braten
Salz

Das Schnitzel wird geklopft und von Sehnen befreit, mit der noch kalten Butter aufs Feuer gebracht und langsam unter Zugießen von heißem Wasser hell ohne Kruste gebraten.

b) Bei normalen Magensalzsäureverhältnissen kann das Schnitzel schnell und scharf mit mehr Butter abgebraten werden.

24. Ragout.

a) Kalbfleisch . . . . . . 100 g
Petersilienwurzel . . . 10 g
Selleriewurzel . . . . . 10 g
Karotten . . . . 10 g
Butter . . . . 5 g
Mehl . . . . 5 g
Salz
Fleischbrühe

In die erwärmte Butter wird das kleinwürfelig geschnittene Fleisch gegeben und gedünstet. Etwas später gibt man die würfelig geschnittenen Wurzeln dazu, gießt mit Wasser oder Fleischbrühe auf und läßt das Ganze sehr weich dünsten. Zum Schluß rührt man das Mehl mit sehr wenig kaltem Wasser an, rührt es in das fertige Gericht ein und läßt es noch einmal aufkochen.

b) Bei erlaubter Fettzufuhr kann das gleiche Rezept mit 20—40 g Butter gemacht werden.

25. Reisfleisch.

a) Kalbfleisch (roh gewogen) 80 g
Reis . . . . 80 g
Butter . . . . 5 g
Salz

Das Kalbfleisch wird kleinwürfelig geschnitten und in Butter halbweich gedämpft, mit Wasser aufgegossen und der Reis dazugegeben. Wenn der Reis kocht, gibt man das Ganze in ein Wasserbad und läßt es noch eine Stunde weiterdünsten. Wenn erlaubt, kann mit Fleischbrühe aufgegossen werden.

Dazu Einmachtunke s. Rp. Nr. 56.

b) Bei erlaubter Fettzufuhr kann dasselbe Rezept mit 20—40 g Butter gemacht werden.

26. Rindfleisch im Topf.

Rindfleisch gekocht	100 g
Karotten	100 g
Feine Nudeln	40 g
Bouillon	
Salz	

Von gekochtem Rindfleisch nimmt man ein mageres Stück. Klein geschnittene Karotten kocht man in Bouillon sehr weich, ebenso die Nudeln. Dann schneidet man das Fleisch würfelig und gibt es dazu.

27. Hühnergelee.

Hühnerbouillon wird mit geschlagenem Eiweiß geklärt und durch ein Tuch passiert. Gelatine (man rechnet $1^1/_2$ Blatt auf $^1/_{10}$ l Bouillon) wird in geringer Menge heißen Wassers aufgelöst und durch ein Sieb zu der Bouillon gegeben. Die Masse wird in kalt ausgespülte Formen gefüllt und auf Eis gestellt.

III. Beilagen und Gemüse.

28. Schinkenfleckerl.

a) Nudeln oder Fleckerl	60 g
Butter	5 g
Weichkäse	10 g
Schinken	40 g
Ei	$^1/_2$ Stück
Rahm (sauer)	1 Eßlöffel

Die Nudeln oder Fleckerl werden in Salzwasser gekocht und abgeseiht. Die flaumig gerührte Butter wird gut mit Dotter und Weichkäse verrührt, dann mischt man Salz, sauren Rahm, fein gehackten Schinken und die gekochten Nudeln dazu und zieht zuletzt den Schnee darunter. Das Gemenge wird in eine befettete Auflaufschüssel gegeben und hell gebacken.

b) Dasselbe Rezept kann mit 10—20 g Butter gemacht werden.

29. Gratinierte Nudeln.

a) Nudeln oder Makkaroni	60 g
Butter	5 g
Weichkäse	15 g
Rahm (sauer)	1 Eßlöffel
Dotter	$^1/_2$ Stück
Eiweiß	$^1/_2$ Stück

Die Nudeln oder Makkaroni werden in Salzwasser gekocht und abgeseiht. Flaumig gerührte Butter wird mit Dotter, Salz, saurem Rahm, Schnee und den gekochten Nudeln vermischt. Das Gemenge wird in eine befettete, mit Bröseln bestreute Auflaufform gegeben und hell gebacken.

b) Dasselbe Rezept kann mit 10—20 g Butter gemacht werden.

30. Käsepudding.

Weicher Käse	50 g
Mehl	10 g
Butter	10 g
Ei	$^1/_2$ Stück
Milch	2 Eßlöffel
Salz	

Aus Butter und Mehl wird eine lichte Butterschwitze gemacht, die mit siedender Milch aufgegossen wird. Zu dieser Masse werden Dotter, Käse, Salz und zum Schluß fester Schnee gerührt. Die Masse wird in eine befettete und bemehlte Puddingform gefüllt und im Wasserbad eine halbe Stunde gekocht.

31. Käsepalatschinken (Pfannkuchen).

Palatschinkenmasse:

Ei	$^1/_3$ Stück
Mehl	35 g
Milch	5 Eßlöffel
Salz	
Butter zum Backen	

Fülle:

Weichkäse	15 g
Saurer Rahm	1 Eßlöffel
Ei	$^1/_3$ Stück
Butter	5 g

Überguß:

Ei	$^1/_3$ Stück
Saurer Rahm	2 Eßlöffel

Aus Mehl, Milch, Ei und Salz werden 2 Palatschinken (*dünne* Pfannkuchen) gebacken.

Fülle: Weichkäse, Ei, Butter und saurer Rahm werden gut verrührt. Die Palatschinken werden mit der Masse bestrichen, gerollt und auf eine Omelettenpfanne gelegt.

Überguß: Die gefüllten Palatschinken werden mit saurem Rahm und Ei übergossen und im Rohr *hell* gebraten.

32. Schinkenreis.

Reis . . . . 80 g
Schinken . . . . 40 g
Butter . . . . 5 g
Salz

Der Reis wird in Butter *leicht* angeröstet, mit Wasser aufgegossen und weichgedünstet. Zum Schluß wird der *fein* gehackte Schinken daruntergemischt.

33. Grießnockerl.

Grieß . . . . 30 g
Butter . . . . 15 g
Ei . . . . $^1/_2$ Stück
Salz

In flaumig gerührte Butter rührt man nach und nach Ei, Salz und Grieß und läßt die Masse einige Zeit anziehen. Hieraufformt man mit einem Eßlöffel Nockerl, legt sie in kochendes Salzwasser ein und läßt sie zugedeckt 30 Minuten kochen.

34. Grießschnitzel.

Grieß . . . . 40 g
Milch . . . . $^1/_{10}$ l
Ei . . . . $^1/_2$ Stück
Butter . . . . 5 g
Gehackte Petersilie
Brösel zum Panieren
Butter zum Braten

Grieß wird dick in die Milch eingekocht, gesalzen und kalt gestellt. Fein gehackte Petersilie wird in Butter *leicht* geröstet, zu der erkalteten Masse gegeben, das Ei dazugerührt und ein Schnitzel geformt, das man, *leicht* in Brösel gewälzt, in nicht *zu heißer* Butter *hell* brät.

35. Reiscroquette.

Reis . . . . 50 g
Ei . . . . $^1/_2$ Stück
Butter . . . . 5 g
Salz
Brösel zum Panieren
Butter zum Braten

Der Reis wird in Butter leicht angeröstet, mit Wasser aufgegossen und erst auf Feuer, dann im Wasserbad, nicht zu weich gedünstet, gesalzen und kalt gestellt. Dann wird ein Schnitzel geformt, in Bröseln *leicht* gewälzt und in nicht *zu heißer* Butter *hell* gebraten.

36. Kartoffelschnitzel.

a) Kartoffeln . . . . . . 200 g
Mehl . . . . 5 g
Butter . . . . 5 g
Butter zum Braten . . 5 g
Salz

Kartoffeln werden geschält, in Salzwasser gekocht und passiert, noch warm mit den anderen Zutaten verrührt, Schnitzel daraus geformt und ganz licht in wenig Butter gebraten. Die Butter darf nicht heiß werden.

b) Das Schnitzel kann bei normalen Magensalzsäureverhältnissen braun und scharf gebacken werden.

37. Kartoffelbrei.

a) Kartoffel . . . . 200 g
Milch . . . . $^1/_{10}$ l
Butter . . . . 10 g
Salz

Gekochte heiße Kartoffeln werden durch ein feines Haarsieb passiert (nicht gestampft!), mit $^1/_{10}$ l kochender Milch gut verrührt und vor dem Anrichten mit 10 g Butter versetzt.

b) Zu Mastzwecken kann bis zu 40 g Butter verwandt werden.

38. Kartoffeln in Schale (baked potatoes).

Mittelgroße Kartoffeln werden im heißen Rohr weich gebacken, der mehlige Inhalt mit dem Löffel aus der geplatzten Schale herausgegeben, mit der Gabel zerdrückt und mit wenig frischer Butter angerichtet.

39. Kartoffeln gekocht und passiert.

Geschälte Kartoffeln werden in Salzwasser gekocht, erst *kurz vor dem Anrichten* durch ein feines Haarsieb passiert.

40. Nockerl oder Spätzle.

Mehl . . . . 100 g
Butter . . . . 15 g
Milch . . . . $^1/_{10}$ l
Ei . . . . $^1/_2$ Stück
Salz

In flaumig gerührte Butter wird Ei, Salz, dann Mehl eingerührt, Milch dazugegeben, die Masse abgeschlagen und in kochendes Salzwasser eingetropft.

41. Rührei.

2 Eier werden mit Salz und einem kleinen Teelöffel Wasser versprudelt. Die versprudelten Eier werden auf einem mit wenig (5 g) Butter bestrichenen Teller gegeben, auf einen Kochtopf mit kochendem

Wasser gesetzt und mit einem Kochlöffel langsam gerührt, bis die Masse feinflockig-breiig wird.

Die Speise muß *frisch* zubereitet gereicht werden, deshalb erfolgt Zubereitung auf der Krankenabteilung.

42. Pochiertes Ei.

Ei . . . . 1 Stück
Wasser . . . . $^{3}/_{10}$ l
Salz, Citronensaft

1 Ei wird in kochendes Wasser, dem vorher Salz und wenig Citronensaft zugesetzt ist, vorsichtig eingeschlagen.

43. Spinatpudding.

Spinat, gekocht und passiert gewogen . . . . 100 g
Butter . . . . 10 g
Mehl . . . . 10 g
Milch . . . . 3 Eßlöffel
Ei . . . . $^{1}/_{2}$ Stück
Salz

Spinat wird gekocht und passiert; zerlassene Butter wird mit Mehl vermengt und mit heißer Milch aufgegossen. Man läßt dies Beschamel unter beständigem Rühren gut aufkochen. Nach Abkühlen rührt man Eigelb, Spinat und zuletzt festen Schnee darunter. Die Masse wird in befetteter und gestaubter Form im Wasserbad 30 Minuten gekocht.

44. Karottenpudding.

Karotten (geputzt gewogen) . . . . 100 g
Butter . . . . 10 g
Mehl . . . . 10 g
Milch . . . . 3 Eßlöffel
Ei . . . . $^{1}/_{2}$ Stück
Salz

Zubereitung wie bei Rp. Nr. 43.

45. Gemüseschnitzel passiert.

a) Kochsalat . . . . . . 30 g
Karotten . . . . 30 g
Sellerieknollen . . . . 20 g
Grüne Erbsen . . . . 20 g
Semmelbrösel . . . . . 20 g
Weißbrot . . . . . . 10 g
Ei . . . . $^{1}/_{3}$ Stück
Butter . . . . 3 g
Butter zum Braten, Petersilie, Salz

Die Gemüse werden einzeln gekocht und passiert. Das Weißbrot wird in wenig Milch geweicht. Die gehackte Petersilie wird in Butter ganz leicht angeröstet und alles zusammen gut verrührt. Dazu gibt man das Ei und die Brösel, formt Schnitzel daraus und brät sie in *nicht zu heißer* Butter.

b) Die Buttermenge, in der die Petersilie angeröstet wird, darf je nach Verordnung erhöht werden.

46. Karottenbrei.

a) Karotten (geputzt gewogen) . . . . 200 g
Butter . . . . 5 g
Mehl . . . . 5 g
Salz

Die Karotten werden sehr weichgekocht und passiert. Aus Butter und Mehl wird eine lichte Einbrenn gemacht und der Karottenbrei dazugegeben. Man gießt mit etwas Gemüsewasser auf und läßt das Ganze gut verkochen.

b) Das Gemüse kann kurz vor dem Anrichten mit 20—30 g Butter angereichert werden.

47. Spinat.

a) Spinat (geputzt gewogen) 200 g
Mehl . . . . 5 g
Butter . . . . 5 g
Salz

Spinat wird in Salzwasser weichgekocht und sehr fein gehackt. Aus Butter und Mehl wird eine lichte Einbrenn gemacht und mit dem gehackten Spinat zusammen verkocht.

b) Das Gemüse kann kurz vor dem Anrichten mit 20—30 g Butter angereichert werden.

48. Kochsalat.

a) Kochsalat (geputzt gewogen) . . . . 200 g
Butter . . . . 5 g
Mehl . . . . 5 g
Salz

Kochsalat wird in Salzwasser weich gekocht und sehr fein gehackt. Aus Butter und Mehl wird eine lichte Einbrenn gemacht und mit dem gehackten Kochsalat zusammen verkocht.

b) Das Gemüse kann kurz vor dem Anrichten mit 20—30 g Butter angereichert werden.

49. Erbsenbrei aus frischen oder Dosenerbsen.

a) Erbsen . . . . 120 g
Butter . . . . 5 g
Mehl . . . . 5 g
Salz

Die Erbsen werden sehr weich gekocht und passiert. Aus Butter und Mehl wird eine lichte Einbrenn gemacht und der Erbsenbrei dazugegeben. Man gießt mit etwas Gemüsewasser auf und läßt den Brei gut verkochen.

b) Das Gemüse kann kurz vor dem Anrichten mit 20—30 g Butter angereichert werden.

50. Erbsenbrei aus getrockneten grünen Erbsen.

a) Getrocknete grüne Erbsen . . . . 60 g
Butter . . . . 5 g
Mehl . . . . 5 g
Salz

Erbsen werden über Nacht in $^1/_2$ l Wasser geweicht, am Morgen mit dem Weichwasser aufgekocht und langsam am Herdrand oder im Wasserbad 3 Stunden weichgekocht. Aus Butter und Mehl wird eine Einbrenn gemacht, die Erbsen passiert und der Einbrenn zugesetzt. Man gießt mit etwas Gemüsewasser auf und läßt den Brei gut aufkochen.

b) Diesem Brei kann man kurz vor dem Anrichten noch 30—50 g Butter zusetzen.

51. Blumenkohlbrei.

a) Blumenkohl . . . . . 200 g
Butter . . . . 5 g
Mehl . . . . 5 g
Salz

Der Blumenkohl wird in Salzwasser weichgekocht und passiert. Aus Butter und Mehl wird eine lichte Einbrenn gemacht, der passierte Blumenkohl dazugegeben, gut aufgekocht und mit etwas Muskatnuß abgeschmeckt.

b) Das Gemüse kann kurz vor dem Anrichten mit 20—30 g Butter angereichert werden.

52. Porridge.

a) Haferflocken . . . . . 50 g
Wasser . . . . $^3/_{10}$ l
Salz

Haferflocken werden in Wasser langsam (evtl. Wasserbad) etwa eine halbe Stunde lang gekocht, dann gesalzen.

b) Dem fertigen Porridge kann zu Mastzwecken bis zu 70 g Butter eingerührt werden.

53. 25 g Milchreis.

Reis . . . . 25 g
Milch . . . . $^1/_4$ l
Wasser

Der Reis wird mit wenig Wasser aufs Feuer gesetzt. Wenn das Wasser eingekocht ist, wird $^1/_4$ l Milch zugesetzt und das Ganze eine Stunde im Wasserbad gekocht.

54. 25 g Wasserreis (salz- und fettlos).

Reis . . . . 25 g
Wasser . . . . $^1/_{10}$ l

25 g Reis werden in $^1/_{10}$ l Wasser zum Kochen gebracht, dann im Wasserbad $^3/_4$ Stunden langsam, evtl. unter Zusatz von Wasser, weitergekocht.

IV. Tunken.

55. Sauce hollandaise.

Dotter . . . . 1 Stück
Bouillon . . . . 1 Eßlöffel
Citronensaft . . . . . $^1/_3$ Stück
Salz

Die Zutaten werden im Schneekessel über dem Feuer dick geschlagen. Das Gemenge darf nicht bis zum Kochen erhitzt werden.

56. Einmachtunke

für Grießnockerl, Reisfleisch, Einmachhuhn, eingemachtes Kalbfleisch.

a) Butter . . . . 10 g
Mehl . . . . 15 g
Dotter . . . . $^1/_3$ Stück
Fleischbrühe oder Wasser, Citronensaft, Salz

Aus Butter und Mehl wird eine lichte Einbrenn gemacht und mit heißer Fleischbrühe oder Wasser aufgegossen. Bei Einmachhuhn und eingemachtem Kalbfleisch nimmt man den Sud des gekochten Huhns oder des Kalbfleisches dazu. Die Tunke wird gesalzen, legiert und mit einigen Tropfen Citronensaft abgeschmeckt.

b) Die Tunke kann kurz vor dem Anrichten mit 20 g Butter angereichert werden.

57. Tomatentunke aus frischen Tomaten oder Mark.

Tomaten . . . . 2 Stück
(Tomatenmark . . . . 20 g)
Mehl . . . . 5 g
Butter . . . . 5 g
Zucker . . . . 2 g
Wasser . . . . $^1/_{10}$ l
Salz

Aus Butter und Mehl wird eine lichte Einbrenn gemacht, passierte gekochte Tomaten (Tomatenmark) werden dazugerührt und mit heißem Wasser aufgegossen. Je nach Verordnung kann die Tunke auch mit Fleischbrühe statt Wasser aufgegossen werden.

58. Salz- und fettlose Tomatentunke.

a) Tomatenmark. . . . . 1 Eßlöffel
Zucker . . . . 3 g
Wasser

Das Tomatenmark wird mit heißem Wasser aufgegossen, aufgekocht und gesüßt.

c) *Diabetiker:* Statt Zucker süße man mit $^1/_4$ Tablette Saccharin.

V. Salate.

59. Rote-Rüben-Salat (salz- und fettlos).

a) Rote Rüben . . . . . 200 g
Selleriewurzel . . . . . 100 g
Apfel . . . . 30 g
Essig und Kümmel

Rote Rüben werden gekocht, geschnitten, mit gekochter, geschnittener Sellerie und rohem geschnittenem Apfel untermischt und mit heißem Essig, der mit Kümmel aufgekocht ist, übergossen.

c) *Diabetiker* (praktisch kohlenhydratfrei): Die gekochten, geschnittenen Roten Rüben werden 10 Minuten in kochendes Wasser eingelegt und abgeseiht. Zubereitung sonst wie oben.

60. Grüner Salat (Kopf und Häuptel) (salz- und fettlos).

Ein Eßlöffel echten Wein- oder Hesperidenessigs oder Citronensaft wird mit *1 Tropfen Öl*, Pfeffer, gehackter Petersilie und Schnittlauch gut verrührt. Geputzter, gewässerter Salat wird darin angerichtet.

61. Kohlsalat (salz- und fettlos).

a) Junge Kohlblätter . . 200 g
Apfel . . . . 30 g
Nüsse . . . . 4—5 Stück
Weinessig . . . . . . 1 Eßlöffel
Zucker

Fein geschnittener Kohl wird mit kochendem Wasser überbrüht, mit rohem, würfelig geschnittenem Apfel und geriebenen Nüssen vermischt und mit gezuckertem, gekochtem Essig übergossen.

c) *Diabetiker* (praktisch kohlenhydratfrei): Dem gekochten Essig wird Saccharinlösung zugetropft, sonst Zubereitung wie oben.

VI. Mehlspeisen und Mehlspeisetunken (Süßspeisen).

62. Mondamin oder Maizenabrei.

a) Mondamin oder Maizena 30 g
Zucker . . . . 15 g
Milch . . . . $^{3}/_{10}$ l

Mondamin oder Maizenamehl wird mit kalter Milch angerührt und in die restliche gezuckerte kochende Milch eingerührt. Nach dem Aufkochen wird der Brei noch eine halbe Stunde im Wasserbad weitergekocht.

b) Der Brei kann kurz vor dem Anrichten mit 10—30 g Butter angereichert, 1 Dotter und der feste Schnee von 1 Eiweiß dazugegeben werden.

63. Grießbrei.

a) Grieß . . . . 30 g
Milch . . . . $^{3}/_{10}$ l
Zucker . . . . 15 g

In die kochende, gezuckerte Milch wird der Grieß langsam eingerührt. Nach 10 Minuten Kochen wird der Brei noch eine halbe Stunde im Wasserbad weitergekocht.

b) Der Brei kann kurz vor dem Anrichten mit 10—30 g Butter angereichert, 1 Dotter und der feste Schnee von 1 Eiweiß dazugegeben werden.

64. Tapiokabrei.

a) Tapioka . . . . . . 30 g
Zucker . . . . 15 g
Milch . . . . $^{3}/_{10}$ l

In die kochende gezuckerte Milch wird der Tapioka langsam eingerührt. Nach 10 Minuten Kochen wird der Brei noch eine halbe Stunde im Wasserbad weitergekocht.

b) Der Brei kann kurz vor dem Anrichten mit 10—30 g Butter angereichert, 1 Dotter und der feste Schnee von 1 Eiweiß dazugegeben werden.

65. Reisbrei.

a) Reis . . . . 30 g
Zucker . . . . 15 g
Milch . . . . $^{3}/_{10}$ l

Der Reis wird in gezuckerter Milch aufgekocht, im Wasserbad eine Stunde weitergekocht. Sollte der Brei zu dick sein, kann etwas heiße Milch hinzugefügt werden.

b) Der Brei kann kurz vor dem Anrichten mit 10—30 g Butter angereichert, 1 Dotter und der feste Schnee von 1 Eiweiß dazugegeben werden.

66. Grießauflauf.

a) Milch . . . . 150 ccm
Grieß . . . . 30 g
Zucker . . . . 10 g
Ei . . . . $^1/_2$ Stück
Salz

Grieß wird in die kochende Milch eingekocht. Zucker wird mit Dotter abgerührt und der Grießbrei dazugerührt, der feste Schnee daruntergezogen und in einer befetteten Form langsam gebacken.

b) Man kann zu diesem Auflauf 10—20 g Butter dazugeben und rührt dann dieselbe mit dem Zucker und dem Dotter zusammen ab.

67. Tapiokaauflauf.

a) Milch . . . . 150 g
Tapioka . . . . 30 g
Zucker . . . . 10 g
Ei . . . . $^1/_2$ Stück
Salz

Tapioka wird in die kochende Milch eingekocht. Zucker wird mit Dotter abgerührt und der Tapiokabrei dazugerührt. Der feste Schnee daruntergezogen und in einer gefetteten Form langsam gebacken.

b) Man kann zu diesem Auflauf 10—20 g Butter dazugeben und rührt dann dieselbe mit dem Zucker und dem Dotter zusammen ab.

68. Reisauflauf.

a) Milch . . . . 150 g
Reis . . . . 30 g
Zucker . . . . 10 g
Ei . . . . $^1/_2$ Stück
Salz

Reis wird in die kochende Milch eingekocht. Zucker wird mit Dotter abgerührt und der Reisbrei dazugerührt. Der feste Schnee daruntergezogen und in einer gefetteten Form langsam gebacken.

b) Man kann zu diesem Auflauf 10—20 g Butter dazugeben und rührt dann dieselbe mit dem Zucker und dem Dotter zusammen ab.

69. Caramelpudding.

b) Milch . . . . $^1/_{10}$ l
Zucker . . . . 15 g
Mehl . . . . 20 g
Butter . . . . 10 g
Dotter . . . . $^1/_2$ Stück
Eiweiß . . . . $^1/_2$ Stück

10 g Zucker werden karamelisiert, Butter und Mehl dazugegeben und mit der heißen Milch aufgegossen. Die Masse wird dick eingekocht und kalt gerührt. Das Dotter und der restliche Zucker (5 g) werden dazugegeben. Zuletzt wird der Eischnee daruntergezogen. Die Masse wird in eine gefettete und gestaubte Puddingform gefüllt und im Dunst gekocht.

a) Ohne Fett.

Milch	$^1/_{10}$ l
Zucker	15 g
Mehl	20 g
Dotter	$^1/_2$ Stück
Eiweiß	$^1/_2$ Stück

10 g Zucker werden caramelisiert und mit heißer Milch aufgegossen. Das Mehl wird mit etwas kalter Milch eingerührt und gut verkocht. Dann rührt man den restlichen Zucker (5 g), das Dotter und den Schnee unter die Masse, gibt sie in eine gestaubte Form und kocht den Pudding im Dunst.

70. Schokoladepudding.

Schokolade	10 g
Zucker	15 g
Milch	$^1/_{10}$ l
Ei	$^1/_2$ Stück
Semmel	$^1/_2$ Stück
Semmelbrösel	5 g

Die Semmel wird entrindet, blätterig geschnitten und mit der Milch und der Schokolade zusammen gut verkocht (wenn nötig passiert). Zucker und Dotter werden gut verrührt, die Semmel-Schokolade-Masse dazugerührt, Semmelbrösel und Schnee dazugegeben. In befetteter und gestaubter Form wird der Pudding gekocht.

b) Wenn Butter erlaubt oder verordnet ist, rührt man mit dem Dotter und dem Zucker zusammen 10 g Butter ab. Die übrige Zubereitung ist die gleiche.

71. Mehlpudding.

Milch	$^1/_{10}$ l
Mehl	20 g
Butter	5 g
Zucker	5 g
Ei	$^1/_2$ Stück

Das Mehl wird mit wenig kalter Milch angerührt und in die kochende, gesüßte Milch eingekocht. Man läßt die Masse dick einkochen. In die warme Masse wird Butter und das Dotter eingerührt. Dann wird der feste Schnee dazugegeben. Die Masse wird in gefetteter und bemehlter Puddingform im Dunst gekocht. Dazu Himbeersaft oder Schokoladetunke, s. Rp. Nr. 81.

72. Zwiebackpudding.

Zwieback . . . . . . 20 g
Milch . . . . $^{1}/_{10}$ l
Dotter . . . . $^{1}/_{2}$ Stück
Zucker . . . . 10 g
Vanille

Der Zwieback wird in kleine Stücke gebrochen und in eine gefettete, mit Bröseln bestreute Puddingform gegeben. In die heiße Milch verquirlt man Dotter, Zucker, gibt Vanille dazu und gießt sie über die Masse. Man läßt den Pudding eine halbe Stunde stehen und kocht ihn dann eine halbe Stunde im Wasserbad.

73. Schneenockerl.

Eiweiß . . . . 1 Stück
Zucker . . . . 20 g
Milch zum Einkochen

Eiweiß wird sehr fest geschlagen, der Zucker daruntergemischt. Milch wird in einem flachen Gefäß zum Kochen gebracht. Mit einem Eßlöffel werden Nockerl geformt und in die kochende Milch eingelegt. Die Nockerl werden einmal umgedreht und auf beiden Seiten je 1 Minute gekocht, mit einem Schneelöffel herausgenommen und auf ein Sieb zum Abtropfen gelegt.

Dazu Schokolade- oder Vanilletunke, s. Rp. Nr. 81, 82.

74. Biskuit (1 Biskuitform).

a) Mehl . . . . 150 g
Zucker . . . . 120 g
Eier . . . . 5 Stück
(oder 4 Eier und 2 Eßlöffel Wasser)

Zucker, Eier und Wasser werden mit der Schneerute gut geschlagen. In schaumig geschlagene Masse wird das Mehl eingerührt, die Masse in eine gefettete und bemehlte Biskuitform gegeben und hell gebacken.

b) Kohlenhydratarm.
Mehl . . . . 40 g
Zucker . . . . 40 g
Eier . . . . 5 Stück

Die Dotter werden mit dem Zucker sehr gut gerührt, das Mehl und der sehr fest geschlagene Schnee von 5 Eiweiß daruntergemengt. Bei sehr mäßiger Hitze ganz langsam backen. Backzeit $^{3}/_{4}$ Stunde.

75. Biskuitroulade.

Mehl . . . . 20 g
Zucker . . . . 15 g
Ei . . . . 1 Stück
1 Kaffeelöffel Wasser

Dotter, Zucker und Wasser werden gut abgerührt, Mehl und Schnee dazugegeben, die Masse dünn auf ein befettetes Papier gestrichen und hell gebacken. Noch warm wird die Masse vom Papier gelöst, mit Creme oder Marmelade bestrichen und gerollt.

Creme als Fülle s. Rp. Nr. 83.

76. Semmelschmarren.

Semmel . . . . 80 g
Zucker . . . . 20 g
Butter . . . . 10 g
Milch . . . . $^2/_{10}$ l
Ei . . . . $^1/_2$ Stück

Die Semmeln werden feinblätterig geschnitten. Milch, die Hälfte Zucker und Ei werden versprudelt und über die Semmeln gegeben. Längere Zeit stehenlassen. In einer Stielpfanne läßt man die Butter schmelzen (nicht heiß werden), gibt die Semmelmasse hinein und läßt den Schmarren am besten im Rohr dünsten. Mit dem Rest Zucker wird der Schmarren bestreut.

77. Palatschinken (dünner Pfannenkuchen).

Mehl . . . . 50 g
Milch . . . . 5 Eßlöffel
Zucker . . . . 10 g
Ei . . . . $^1/_2$ Stück
Butter zum Backen . . 5 g

Aus Mehl, Milch, Ei und Zucker wird ein glatter, flüssiger Teig angerührt. Eine Omelettenpfanne wird mit wenig Butter ausgestrichen, der Teig ganz dünn darauf ausgegossen, auf beiden Seiten hell gebacken, mit Marmelade bestrichen und gerollt. Diese Masse gibt 2 Palatschinken.

78. Milchgelee.

Milch . . . . 250 g
Zucker . . . . 10 g
Weiße Gelatine . . . . 3 Blätter

Die Milch wird mit dem Zucker gekocht, die Gelatine in 2 Eßlöffel heißem Wasser aufgelöst, durch ein Sieb dazugegeben, in 2 Puddingformen gefüllt und kalt gestellt.

79. Milchchaudeau.

Milch . . . . $^{1}/_{10}$ l
Dotter . . . . 2 Stück
Zucker . . . . 10 g

Milch, Dotter, Zucker werden zusammen im Schneekessel auf dem Feuer dickgeschlagen.

80. Carameltunke.

a) Milch . . . . $^{1}/_{10}$ l
Mondamin . . . . . . 3 g
Zucker . . . . 10 g
Zucker zum Caramel . 10 g

10 g Zucker werden caramelisiert. Mondamin wird mit wenig kalter Milch angerührt. Zucker, caramelisierter Zucker und Milch werden am Feuer geschlagen und das angerührte Mondamin in die kochende Masse eingerührt und dicklich geschlagen.

b) Man kann dieselbe Masse auch mit einem halben Dotter zusammen schlagen.

81. Schokoladetunke.

Schokolade . . . . . . 20 g
Zucker . . . . 5 g
Mondamin . . . . . . 2 g
Milch . . . . $^{1}/_{10}$ l

Milch wird mit Schokolade und Zucker zusammen aufgekocht, Mondamin mit etwas kalter Milch angerührt und der kochenden Schokolade zugesetzt. Die Tunke wird unter beständigem Rühren mit der Schneerute 5 Minuten gekocht und dann kalt gestellt.

82. Vanilletunke.

Zucker . . . . 5 g
Oetkers Puddingpulver . 1 Messerspitze
Milch . . . . $^{1}/_{10}$ l

Puddingpulver wird mit wenig kalter Milch angerührt und in die gezuckerte, kochende Milch eingerührt. Die Tunke wird unter ständigem Schlagen mit dem Schneebesen noch 5 Minuten gekocht, dann kalt gestellt.

83. Mondamincreme als Fülle für Biskuit.

Zucker . . . . 20 g
Mondamin . . . . . . 15 g
Kakao . . . . 5 g
Milch . . . . $^{1}/_{8}$ l

Mondamin wird mit etwas kalter Milch angerührt und in die gezuckerte, kochende Milch eingerührt. Wenn die Masse anfängt dick zu werden, den Kakao eingerührt und unter ständigem Rühren 5 Minuten gekocht, dann die Masse kalt gestellt.

84. Fruchteis.

a) Passierte Früchte . . ca. 60 ccm
Zucker . . . . 40 g
Wasser . . . . 2 Eßlöffel
Citronensaft

Frische Früchte wie Erdbeeren, Himbeeren, Johannisbeeren (Ribisel), Sauerkirschen werden roh passiert, Zucker gesponnen, Wasser (evtl. auch Citronensaft) dazugegeben und in der Gefriermaschine zum Gefrieren gebracht.

b) *Citroneneis.*
Citrone . . . . 1 Stück
Zucker . . . . 40 g
Wasser . . . . 2 Eßlöffel
Citronenschale

Zucker wird an Citronenschale abgerieben, gesponnen, Saft einer Citrone und kaltes Wasser dazugegeben. Die Flüssigkeit wird durch ein Tuch geseiht und zum Gefrieren gebracht.

c) *Orangeneis.*
Orange . . . . 1 Stück
Citrone . . . . $^1/_2$ Stück
Zucker . . . . 30 g
Wasser . . . . 2 Eßlöffel

Zucker wird an Orangenschale abgerieben, gesponnen, der Saft einer Orange, einer halben Citrone und kaltes Wasser dazugegeben, die Flüssigkeit durch ein Tuch geseiht und zum Gefrieren gebracht.

Man kann eine kleine Portion Eis auch *ohne Eismaschine* herstellen, indem man die fertige Flüssigkeit in einen Schneekessel gibt, diesen in ein größeres Gefäß mit Eis, das mit Salz reichlich bestreut wird, stellt und sehr schnell dreht. Nach 30 Minuten erhält man auch auf diese Weise fest gefrorenes Speiseeis.

VII. Obstgerichte.

85. Rote Grütze.

Fruchtsaft . . . . . . $^2/_{10}$ l
(Johannis- und Himbeeren zu gleichen Teilen)
Wasser . . . . $^1/_{10}$ l
Sago . . . . 30 g
Zucker . . . . 50 g

Johannisbeeren und Himbeeren werden zu gleichen Teilen roh gepreßt. Der Saft wird mit etwas Wasser verdünnt und gezuckert. In den kochenden Saft wird Tapioka oder Sago unter ständigem Rühren eingekocht, bis die Körner glasig sind. Dann wird der Brei in eine kalt ausgespülte Form gegeben und in Eis gestellt. Dazu Vanilletunke kalt; s. Rp. Nr. 82.

86. Orangengelee.

Frisch ausgepreßter Orangensaft wird nach Geschmack mit Zucker und etwas Wasser aufgekocht. Gelatine (auf $^1/_{10}$ l Saft: 1 Blatt Gelatine) wird in ganz wenig heißem Wasser aufgelöst und durch ein Sieb zu dem Saft gegeben. Das Gelee wird in kalt ausgespülte Formen gefüllt und in Eis gestellt. Es braucht 6—7 Stunden, bis es fest ist.

NB. Will man das Gelee schneller haben, so nimmt man $1^1/_2$ Blatt Gelatine auf $^1/_{10}$ l Saft.

87. Geschabter Apfel.

Ein geschälter, am besten leicht säuerlicher Apfel wird ganz *kurz vor dem Anrichten* auf einer Glasreibe gerieben und in einer Glas- oder Porzellanschüssel unter Zugabe weniger Tropfen Citronensaft angerichtet. In Krankenanstalten sollte die Herstellung immer auf der Abteilung geschehen, da der geschabte Apfel sofort braun wird und dadurch an Aussehen verliert.

88. Kalifornisches Pflaumenpüree.

Getrocknete kalifornische
Pflaumen. . . . . . . 10 Stück

Die Pflaumen werden über Nacht geweicht und am Morgen durch ein feines Haarsieb passiert.

VIII. Diabetikerrezepte und Kochanweisung.

Siehe Diabetesdiät (S. 120).

Allgemeines für Diabetikerrezepte.

Diabetikerbratensaft. Knochen werden mit Wurzelwerk und Fett angeröstet. Das Fleisch dazugegeben. Wenn das Fleisch gebräunt ist, wird der Saft mit Fleischbrühe oder Wasser aufgegossen und vor dem Anrichten durch ein Sieb gegeben. Schnell abzubratendes Fleisch wird in heißem Fett oder Butter angebraten und mit Wasser oder Fleischbrühe aufgegossen (Schnitzel, Beefsteak usw.).

Gemüse. Spinat, Kohl, Kochsalat werden in Salzwasser wie üblich gekocht, gehackt oder passiert, in Fett gedünstet und mit dem Rest des Kochwassers aufgegossen. Als Geschmackskorrigens können Pfeffer, Salz, Zwiebel oder Kümmel verwandt werden.

Rosenkohl (Sprossen), Fisolen und gelbe Spargelbohnen werden gedünstet, gesalzen und mit frischer Butter angerichtet.

Tomaten (Paradeis) werden mit etwas Butter und Bouillon im Bratrohr gedünstet.

Ausgewaschenes Sauerkraut wird mit Wasser und Fett zugesetzt und weich gedünstet.

Siehe Diabetesdiät (S. 120). Kraut (weiß oder rot) wird in Fett und Zwiebel gedünstet, mit Essig, Wein und Kümmel gewürzt, mit Wasser oder Fleischbrühe aufgegossen.

Blumenkohl (Karfiol) oder Spargel kocht man wie üblich in Salzwasser und gibt Butter oder Butter mit Luftbrösel oder Gemüsetunke nach Rp. Nr. 99 dazu.

Sellerie wird blätterig oder stiftelig geschnitten, in Fett gedünstet, mit Fleischbrühe aufgegossen und im Rohr weich gedünstet.

Passierte Diabetikergemüse. Spinat, Kochsalat, Blumenkohl (Karfiol), Sellerie werden wie üblich in wenig Salzwasser gekocht, durch ein feines Sieb gegeben, gesalzen, mit dem Kochwasser aufgegossen, aufgekocht und dann frische Butter dazugegeben. Bei Sellerie und Blumenkohl kann auch mit einem Eßlöffel heißer Milch verdünnt werden.

Salate. Salate werden wie üblich mit Essig, Öl, Salz, Pfeffer, Petersilie und Schnittlauch angemacht. Zum Süßen wird in Wasser aufgelöstes Saccharin unmittelbar vor dem Anrichten zugetropft.

89. Milchgelee (1 WBE).

Milch . . . . 250 g
Sionon[1] . . . . 5 g
Weiße Gelatine . . . . 3 Blatt

Die Milch wird mit dem Sionon gekocht, die Gelatine in 2 Eßlöffel heißen Wassers aufgelöst, durch ein Sieb dazugegeben, in Puddingformen gefüllt und kalt gestellt.

90. Orangengelee (1 WBE).

Sionon . . . . 10 g
Wasser . . . . 1 Eßlöffel
Orangensaft von . . . 2 Stück
Weiße Gelatine . . . . $1^1/_2$ Blatt
Wasser . . . . 2 Eßlöffel

Das Sionon läßt man mit Wasser spinnen, gibt den Orangensaft dazu und läßt dies aufkochen. Gelatine wird im Wasser aufgelöst und durch ein Sieb dazugegeben. Das Ganze wird in eine Puddingform gefüllt und kalt gestellt.

91. Grieß-, Reis-, Tapiokabrei (1 WBE).

a) Grieß oder Reis oder
Tapioka . . . . . . 18 g
Milch . . . . $^2/_{10}$ l

Grieß, Reis oder Tapioka werden in Milch eingekocht und nach Geschmack mit Saccharin gesüßt.

b) Zu Mastzwecken kann man dem Brei 10 g Butter, ferner $^1/_2$ Dotter und den Schnee von $^1/_2$ Eiweiß zusetzen.

[1] Handelsübliche Bezeichnung des Zuckerersatzstoffes (Alkohol des d-Sorbit), der den Zucker als Süßstoff, als Masse und auf Grund seiner bindenden Eigenschaft (Spinnen, Glasur usw.) ersetzt.

92. Palatschinken (1 WBE). Siehe Diabetesdiät (S. 120).

Mehl . . . . 20 g
Ei . . . . $^1/_2$ Stück
Milch . . . . $^1/_{10}$ l

Die Palatschinken werden unter Verwendung obiger Zutaten in der im Rp. Nr. 77 beschriebenen Art zubereitet und mit Diabetikermarmelade gefüllt.

93. Reisauflauf (1 WBE).

Reis . . . . 18 g
Milch . . . . $^1/_{10}$ l
Dotter . . . . $^1/_2$ Stück
Butter . . . . 10 g
Sionon . . . . 10 g

Reis wird in etwas Wasser angekocht und die kochende Milch zugesetzt. Sionon wird mit Butter und Dotter abgerührt, der Reisbrei dazugegeben, fester Schnee von $^1/_2$ Eiweiß daruntergezogen und das Ganze in einer gefetteten, feuerfesten Auflaufform bei gelindem Feuer langsam im Rohr gebacken.

94. Grießauflauf (1 WBE).

Zubereitung entsprechend Rp. Nr. 93.

95. Tapiokaauflauf (1 WBE).

Zubereitung entsprechend Rp. Nr. 93.

96. Kaffee-Eis (1—2 Portionen).

Starker schwarzer Kaffee $^1/_{10}$ l
Sahne oder Milch . . . $^1/_{10}$ l
Dotter . . . . 2 Stück
Sionon . . . . 20 g
Schlagsahne . . . . . 5 Eßlöffel

Kaffee, Sahne, Dotter und Sionon werden auf dem Feuer dick geschlagen und dann kalt geschlagen. Die Masse kommt in die Gefriermaschine und wird gedreht. Wenn die Masse halb gefroren ist, gibt man die Schlagsahne darüber und läßt sie fertig gefrieren.

97. Citroneneis (1 Portion).

Citronen . . . . 2 Stück
Sionon . . . . 20 g
Wasser . . . . 3 Eßlöffel

Das Sionon wird mit 2 Eßlöffel Wasser und der abgeriebenen Schale einer Citrone zusammen gesponnen. Der Saft der Citronen und 1 Eßlöffel Wasser werden dazugegeben und durchgeseiht. Die Masse kommt in die Gefriermaschine.

Siehe Diabetesdiät (S. 120).

98. Orangeneis (1 WBE).

Orangen . . . . 2 Stück
Citrone . . . . 1 Stück
Sionon . . . . 20 g
Orangenschalen
Citronenschalen

Sionon wird mit 2 Eßlöffel Wasser und den abgeriebenen Schalen von 2 Orangen und 1 Citrone gesponnen. Dazu kommt der Saft der Orangen und der Citronen und 2 Eßlöffel kaltes Wasser. Die Masse wird durch ein Sieb gegeben und gefrieren gelassen.

99. Gemüsetunke.

1 Eidotter schlägt man mit 2 Eßlöffel Fleischbrühe und 2 Eßlöffel Milch über Dunst, gibt dann Salz und Muskatnuß dazu. Der in kleine Röschen geschnittene Blumenkohl oder die Spargel werden daruntergemischt.

100. Diabetikerbiskuit (5 WBE).

Mehl . . . . 80 g
Sionon . . . . 50 g
Eier . . . . 2 Stück
Wasser . . . . 1 Eßlöffel

Eier, Sionon und Wasser werden $^1/_2$ Stunde mit der Schneerute gerührt, das Mehl vorsichtig daruntergemischt und das Ganze in befetteter und bestaubter Biskuitform gebacken.

Ca. 40 g dieser Masse entsprechen einer WBE.

Sachverzeichnis[1].

[1] Siehe auch die tabellarische Übersicht über diätetische Indikationen bei chirurgischen Erkrankungen auf S. 17ff.